Michael Günter
Gestaltungstherapie

Michael Günter

Gestaltungs-therapie

Zur Geschichte der Mal-Ateliers
in Psychiatrischen Kliniken

Verlag Hans Huber
Bern Stuttgart Toronto

Ich danke Heidi für ihre langmütige Ungeduld und widme diese Arbeit ihr und meinen Eltern

---

CIP-Titelaufnahme der Deutschen Bibliothek

Günter, Michael:
Gestaltungstherapie: zur Geschichte der Malateliers in psychiatrischen Kliniken / Michael Günter. – 1. Aufl. Bern; Stuttgart; Toronto: Huber, 1989
ISBN 3-456-81826-2

Das Bild auf dem Umschlag stammt aus Prinzhorn (1922). Es wurde absichtlich seitenverkehrt reproduziert.

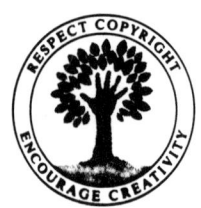

1. Auflage 1989
© Verlag Hans Huber, Bern
Gesamtherstellung: Lang Druck AG, Bern/Liebefeld
Printed in Switzerland

Inhaltsverzeichnis

Vorwort 7

1 Einleitung 9

2 Malen als eine beiläufig erwähnte Maßnahme
  des "Moral Treatment" im 19. Jahrhundert 13
  2.1 Verstreute Bemerkungen in den Schriften der Vertreter
      des "Moral Treatment" 13
  2.2 Ihre Bedeutung vor dem Hintergrund
      des "Moral Treatment" 18

3 Frühe "künstlerische Werkstätten" in Deutschland
  vor dem ersten Weltkrieg 23
  3.1 Beschreibungen der frühen "künstlerischen Werkstätten" ... 23
  3.2 Deren Stellung zwischen Arbeitstherapie und
      "Zerstreuungen" 27
  3.3 Der kontrastierende Kontext: Abriß psychiatrischer Praxis
      in Deutschland und in den USA im 19. Jahrhundert und in
      der ersten Hälfte des 20. Jahrhunderts 29

4 Von der diagnostischen Funktion der "Irrenzeichnungen"
  zur Psychopathologie der Gestaltung 35
  4.1 Die "Kunst der Irren" und ihre "diagnostische Verwert-
      barkeit" 35
  4.2 PRINZHORNS Bildnerei der Geisteskranken 42
  4.3 Bemerkungen zum Diskurs über Psychopathologie und
      Kunst: Rezeption der "Irrenkunst" durch die Moderne;
      Genie und Wahnsinn; "Entartete" Kunst; Bezüge zur
      Kunstpädagogik der Zeit, zur Kinderkunst und zur Kunst
      der "Primitiven"; "Art brut" 45

5 Frühe psychoanalytische "Kunsttherapie" und ihre theoretischen Grundlagen 63
  5.1 "Gezeichnete Träume" in der psychoanalytischen Einzel-
      therapie 63
  5.2 Theoretische Grundlagen bei FREUD, KRIS und KLEIN 67
  5.3 Der therapeutische Zugang zur Individualität des Men-
      schen mit Hilfe von Bildern 71

6 Die Errichtung therapeutischer Malateliers in psychiatrischen Kliniken ... 77

6.1 Voraussetzungen und Bezugspunkte: "Occupational Therapy", "Mental Hygiene Movement" und "Child Guidance Movement" ... 77

6.2 Therapeutische Malateliers in psychiatrischen Kliniken ... 80

6.2.1 Bellevue Hospital (New York), New York Psychiatric Institute und Menninger Clinic (Topeka) ... 81

6.2.2 Psychiatrische Kliniken für Erwachsene, die mit Fingerfarben arbeiten (University of Chicago Clinics, Ypsilanti State Hospital, Allan Memorial Institute (Montreal, Kanada)) ... 86

6.2.3 Weitere erwachsenenpsychiatrische Kliniken in den Vereinigten Staaten, die Malateliers einrichteten (Boston State Hospital, St. Elizabeths Hospital (Boston), Worcester State Hospital, Long View Hospital (Cincinnati), St. Elizabeths Hospital (Washington), Hartford Retreat (Neuropsychiatric Institute), Manteno State Hospital) ... 86

6.2.4 Die psychiatrischen Kliniken der Veterans Administration (Richmond Hospital (Virginia), Mental Hygiene Clinic (New York City), Lyons Hospital (New Jersey), Perry Point Hospital (Maryland), Neuropsychiatric Hospital (Los Angeles), Winter Veterans Administration Hospital (Topeka), New York Regional Office Clinic, 38th U.S. Army General Hospital (Middle East)) ... 88

6.2.5 Die Entwicklung in England (Warlingham Park Hospital, Netherne Hospital = Surrey State Hospital (Coulsdon), Hill End Hospital (St.- Albans), Napsbury Hospital (St.-Albans), Burden Institute (Bristol), Towers Hospital (Humberstone)) ... 91

6.2.6 Die brasilianischen Malateliers (Psychiatrisches Zentrum Rio de Janeiro, Colonia Juliano Moreira (Rio de Janeiro), Hospital de Juquerí (Sao Paolo)) ... 93

6.2.7 Die französischen Malateliers (Maison Nationale de Charenton, Saint-Jean-de-Dieu Nord (Lille), Le Vinatier (Rhône), Villejuif) ... 94

7 Ergebnisse ... 99

8 Schlußfolgerungen und Ausblick ... 105

9 Zusammenfassung ... 117

Anhang: Tabelle der weltweit bis 1950 eingerichteten therapeutischen Malateliers ... 119

Literaturverzeichnis ... 123

Vorwort

Die Geschichte der Malateliers in den psychiatrischen Kliniken ist ein Spiegelbild der Geschichte der Psychiatrie und diese ist ein Aspekt der Gesellschaftsgeschichte überhaupt, insbesondere der Einstellung der Gemeinschaft zum Phänomen des Andersseins, des Fremden, des Fremdgewordenen, des nicht ohne weiteres Verstehbaren. Dieses Anderssein des Mitmenschen, die Veränderung der Persönlichkeit des andern wurde und wird immer als eine Bedrohung der eigenen Persönlichkeit, der eigenen Identität empfunden. Eine solche Bedrohung muß bewältigt, verarbeitet, überwunden werden. Die Wege der Überwindung sind wiederum abhängig vom Selbstverständnis des einzelnen und demjenigen der Gesellschaft, in der wir leben. Waren es in früheren Zeiten böse Geister und fremde Mächte, die hier im Unfaßbaren wirksam wurden, oder auch die Strafe Gottes wegen schuldhaften Lebens, gegen die man sich durch Beschwörung, durch Verbannung oder Anbetung, durch Bekehrung zu gottesfürchtiger Haltung wehren konnte, so erlaubt die Gewißheit, es handle sich um eine, wahrscheinlich sogar körperliche Krankheit, die Zuordnung psychischer Krankheit für etwas, was einen als Fremdes befalle, also die Zuordnung zu anderen Krankheiten und solchen, gegen die man sich durch Hygiene, gesunde Lebensweise, Eugenik und Medikamente schützen könne. Erst eine Akzeptanz der Geisteskrankheit als eine dem Menschen gegebene andere Form des In-der-Welt-seins ermöglicht einen verstehenden Zugang zu ihr und zu ihrer Entstehung und Auslösung. Ein Ausgrenzen erweist sich dann allerdings als sinnlos, weil man nicht vor sich selbst entfliehen kann. Nur die Bemühung um das Verständnis seiner Selbst, vor allem aber der eigenen Beziehungen zum Nächsten bietet die Chance, von dieser Möglichkeit nicht überwältigt zu werden, sondern sie zu akzeptieren und die Geisteskrankheit nicht als etwas Fremdes, sondern als etwas Verstehbares und zu einem selbst oder dem andern Gehörendes zu erleben.

Die Kunst, und die Malerei als ein Weg zu ihr, bildet dabei so etwas wie ein kleines Tor zu dieser anderen Welt, die in der psychischen Veränderung zum Ausdruck kommt, sei es - wie wohl vor 200 Jahren angenommen wurde - einer eigenständigen, dämonischen oder göttlichen Kraft, sei es als Zugang zu unbewußten, verdrängten Persönlichkeitsanteilen in uns oder im Künstler, im Malenden selbst. So verwundert es nicht, daß eine naturwissenschaftliche, sich an die Gesetze der Physik und Chemie bindende Psychiatrie dieses Tor übersah und im Malen allenfalls eine Art der Beschäftigung, eine Möglichkeit zu aktiver Betätigung sehen konnte. Selbst die Psychoanalyse, selbst auf der Suche nach dem

Unbewußten, schenkte dieser Möglichkeit des Zugangs erst ganz allmählich Beachtung. Es war ihr wohl zunächst zu einfach und der Verborgenheit des Seelischen nicht adäquat.

Es ist nicht verwunderlich, daß die Bedeutung der Malerei und über sie die der Kunst am kindlichen Malen erkannt wurde. Erleben wir doch bei den Kindern im Vorschulalter, sofern das Kind nicht zu früh in die Schranken der sogenannten Realität und ihrer Gesetze verwiesen wurde, die unmittelbare, unreflektierte Gestaltungsfähigkeit und -bereitschaft. Sie ist aus einer ursprünglich menschlichen Zugangsmöglichkeit zum Unbewußten und seiner Auseinandersetzung mit der Umwelt vom ersten Lebenstage an gespeist und bedeutet eine wesentliche Kraft zur Bewältigung der Aufgabe, die dem Kinde und später auch dem erwachsenen Menschen gestellt ist, an der er aber auch scheitern kann.

Michael Günter hat diese Geschichte geschrieben, indem er zunächst nur den äußeren Fakten und geschichtlichen Daten nachgegangen ist, dann aber das Gefundene und Beschriebene im Zusammenhang zur jeweiligen psychiatrischen Lehre sah. Daß er über das hinausgeht, in der Malerei für den psychiatrischen Patienten nur eine angebotene Möglichkeit zu sehen, sich über seine inneren, unbewältigten Probleme und seine Weltsicht zu äußern, sondern auch die zwischenmenschliche Beziehung des Patienten zu seiner Umwelt, insbesondere auch zu seinem Therapeuten und dessen Beziehung zum Patienten mit in seine Betrachtungsweise einbezieht, ist sein besonderes Verdienst. Dies hebt die Arbeit über eine bloße Psychiatriegeschichte im speziellen Teilbereich hinaus.

Der Zusammenhang von Kunst und Psychose als Frage drängt sich auf. Ist denn nicht nur der Schizophrene in der Kunst fähig, uns an seiner Welt teilnehmen zu lassen, sich unserem Verständnis näherzubringen, ist nicht vielmehr die Kunst - insbesondere die abstrakte nicht an der gemeinsamen Realität orientierte - ihrerseits Ausdruck einer individuellen Realität des Gestaltenden, des Künstlers, der in seiner Individualität auch in seiner kulturellen Tradition eingebunden bleibt. Zeigt sie uns nicht, daß Schizophrenie nichts anderes ist, als die individuelle, mit den Mitmenschen nicht teilbare und nur begrenzt mitteilbare Welt jedes einzelnen, die wir beim Kunstwerk nur deshalb als gesund und normal akzeptieren, weil wir dem Künstler allein diesen Freiraum zubilligen und er noch in der Lage ist, außerhalb seiner Kunst die gemeinsame Realität mit uns zu teilen?

Reinhart Lempp

1 Einleitung

> "Wer für den Einfluß der Kunst empfänglich ist, weiß ihn als Lustquelle und Lebenströstung nicht hoch genug einzuschätzen ... Doch vermag die milde Narkose, in die uns die Kunst versetzt, nicht mehr als eine flüchtige Entrückung aus den Nöten des Lebens herbeizuführen und ist nicht stark genug, um reales Elend vergessen zu machen."
>
> Sigmund FREUD (1930a), Das Unbehagen in der Kultur, G.W. 14, S. 439.

Gestaltungstherapeutische Möglichkeiten gehören heute zum fast selbstverständlichen Repertoire psychiatrischer Kliniken. Die vorliegende Arbeit soll einen Beitrag dazu leisten, zu erkennen, wie die Einrichtung solcher Möglichkeiten in Form von Malateliers stattfand, auf welchem institutions- und theoriegeschichtlichen Hintergrund sie zu sehen und auf welche Weise sie als Ausdruck sich verändernder therapeutischer Konzeptionen zu betrachten ist.

Die Zahl der Veröffentlichungen zu gestaltungstherapeutischen Problemen ist in den letzten 20 Jahren stark angestiegen. Während VOLMAT (1956) in seiner Bibliographie noch ca. 800 Titel aufführt, finden sich bei KIELL (1965) schon ca. 7.000 Titel. AISSEN-CREWETT (1986) verzeichnet für den Zeitraum von 1972 bis 1984 über 800 neue Veröffentlichungen. Wie nicht anders zu erwarten, finden sich hauptsächlich kasuistische und methodische Darstellungen, die auf die Behandlungstechnik bezogen sind, darüber hinaus, an der Zahl gemessen in geringem Umfang, auch noch Untersuchungen von im weiteren Sinne kunstpsychologischen Fragen. Nur sehr wenige Arbeiten beschäftigen sich mit der Geschichte der Gestaltungstherapie und wenn, dann nur im Sinne einer kurzen Einführung in das jeweils behandelte Thema.

Zu nennen ist hier zunächst die Arbeit von BADER und NAVRATIL, die einen eigenen Abschnitt über "Malateliers" und "Art therapy" enthält (BADER und NAVRATIL 1976, S. 261-264). Die Autoren sprechen in Bezug auf die in psychiatrischen Kliniken an Gruppen orientierten gestaltungstherapeutischen Möglichkeiten erstmals von "Malateliers". Sie setzen zutreffenderweise die Entstehung der ersten Malateliers gegen Ende der 30er Jahre in den Vereinigten Staaten von Amerika an. Allerdings existieren vor den von BADER-NAVRATIL angegebenen Veröffentlichungen (SCHUBE 1939, KERSCHBAUMER 1939) einige frühere (BENDER 1937a, 1937b, BENDER und WOLTMANN 1937, SPRING 1935, DESPERT 1937, LYLE und SHAW 1937).

Auch BINIEK (1982) gibt in seinem Buch "Psychotherapie mit gestalterischen Mitteln" einen kurzen historischen Abriß, in dem die Einrichtung von "Malateliers" gestreift wird. In jüngster Zeit machte DREIFUSS-KATTAN (1986) in ihrem Buch "Praxis der klinischen Kunsttherapie" einige Bemerkungen zur geschichtlichen Entwicklung der Gestaltungstherapie, ohne jedoch auf die Anfänge der Einrichtung von Malateliers in psychiatrischen Kliniken einzugehen.

In der amerikanischen Literatur finden sich einige wenige Veröffentlichungen zur Geschichte der Kunsttherapie, die sich aber praktisch ausschließlich mit der Herausbildung der professionellen Identität der Kunsttherapeuten und der Geschichte ihrer Berufsverbände befassen.

Eine eigenständige Arbeit zum Thema der Entstehung einer institutionell in psychiatrischen Kliniken verankerten Gestaltungstherapie lag bisher nicht vor.

Ausgangspunkt der vorliegenden Arbeit war die Frage nach der formalen Organisation therapeutischer Malateliers in psychiatrischen Kliniken. Größe der Ateliers, Ausstattung, räumliche Möglichkeiten und organisatorische Zuordnung sollten detailliert dargestellt werden und, wenn möglich, zu ihrer therapeutischen Funktion in Beziehung gesetzt werden. Nach einer ersten Durchsicht der Originalliteratur ergab sich sehr schnell, daß detaillierte Beschreibungen der Räumlichkeiten und der Ausstattung nicht vorhanden sind. Die vorhandenen Originalarbeiten über Malateliers rücken ins Zentrum ihrer Betrachtung therapeutisch-technische Überlegungen zum Umgang mit den Patienten und Reflexionen über die therapeutische Wirksamkeit gestaltender Tätigkeit in dem durch die Einrichtung von Malateliers entstandenen Rahmen. Bemerkungen zu diesen Rahmenbedingungen bleiben auf ein Minimum begrenzt. Diese Situation machte es erforderlich, die ursprüngliche Fragestellung zu verändern. Die Einrichtung von Malateliers konnte nur verständlich werden in Zusammenhang mit einer Entwicklung, die die Psychiater dahin führte, gestalterische Arbeit der Patienten als therapeutisch wirksam anzusehen und nach und nach in ihr technisches Repertoire aufzunehmen. Die vorliegende Arbeit versteht sich daher vor allem als Beitrag zur Darstellung dieser Entwicklung. Eine therapeutische Wirksamkeit kreativer Äußerungen erscheint uns heute fast so selbstverständlich gegeben, daß wir im Gegenteil dazu geneigt sind zu fragen, weswegen sie nicht schon früher therapeutisch nutzbar gemacht wurden. Mir scheint diese Selbstverständlichkeit trügerisch insofern, als damit die Grundlagen der therapeutischen Praxis dem Blick entschwinden. Dies mag manchem praktisch tätigen Therapeuten nicht als Mangel erscheinen, leistet aber einer oft naiven Euphorie bezüglich der Möglichkeiten gestaltungstherapeutischer Arbeit Vorschub. Daher resultieren aus meiner Beschäftigung mit der geschichtlichen Entwicklung auch einige kritische Fragen an Teile der heutigen gestaltungstherapeutischen Praxis und an ihre impliziten oder expliziten, zum Teil naiv übernommenen theoretischen Grundlagen.

Zur Vorgehensweise noch einige Bemerkungen: Erste Anregungen verdanke ich dem oben genannten Buch von BADER und NAVRATIL (1976), das zusammen mit den vorhandenen Bibliographien Ausgangspunkt für eine intensive Literatursuche darstellte. In der vorliegenden Arbeit wird die Originalliteratur zur Einrichtung von Malateliers bis 1950, soweit zugänglich, vollständig aufgeführt und kritisch referiert. Naturgemäß mußte in anderen Bereichen, insbesondere, was die weiteren kulturgeschichtlichen Zusammenhänge betrifft, eine zum Teil auch einseitige und drastische Auswahl der verwendeten Literatur getroffen werden. So kann die Arbeit auch in der inhaltlichen Bearbeitung dieses weiteren Zusammenhangs nur einige wenige Verbindungen knüpfen, ohne daß ein wirkliches Geflecht erzeugt würde.

Verzichten mußte ich auf eine Ausweitung der Darstellung über 1950 hinaus, da für diesen Zeitraum die angestrebte Vollständigkeit der Originalliteratur wegen der Fülle der Veröffentlichungen auch annähernd nicht mehr gegeben wäre. Die Darstellung gestaltungstherapeutischer Arbeit außerhalb psychiatrischer Kliniken erfolgte nur, soweit sie Wesentliches zum Verständnis der Entwicklung der Malateliers beitrug.

Eine Diskussion über den Einfluß der Kunst auf Gesundheit und Krankheit wird in der Medizin erst im 19. Jahrhundert geführt. Dagegen findet seit Ausgang des 17. Jahrhunderts über den Einfluß der Musik auf Gesundheit und Krankheit im medizinischen Schrifttum eine relativ breit angelegte Diskussion statt (vgl. MÖLLER 1971, S. 18 und auch BINIEK 1982, S. 7 ff.). Ausgehend von der Vorstellung, "... daß die Wirkungen, welche die Musik hervorbringet, daher rühren, weil (sic!) sie Leidenschaften erregen kann ..."[1], rückt nach und nach die Anwendung der Musik bei psychiatrischen Erkrankungen in den Vordergrund des Interesses, da diese gerade in schädlichen Leidenschaften ihren Ursprung hätten.

ESQUIROL suchte ab 1824 auch praktische Erfahrungen mit Musik zu sammeln und kommt dabei zu dem Schluß: "... ich kann nicht sagen, daß sie zur Heilung beigetragen hätte: sie war vorteilhaft für Rekonvaleszenten."[2] LEURET berichtet 1840 über seine Versuche am Bicêtre, Patienten selbst im Chor singen oder ein Instrument spielen zu lassen (MÖLLER 1971, S. 41). In der Folge werden dann in einigen Anstalten konzertähnliche Darbietungen zur Zerstreuung der Patienten angeboten oder sogar aktive Betätigung vor allem in Form des Chorgesangs gefördert.

In der ästhetischen Theorie der bildenden Kunst gewinnt seit der Renaissance die Diskussion über die Erregung der Leidenschaften mittels Bildern eine erhebliche Bedeutung. So schreibt beispielsweise ARMENINI (1587) den Grotesken, die RAPHAEL in den Loggien des Vatikan gemalt hat, eine therapeutische Wirkung gegen die Melancholie zu: "Dort ersann er Laubengänge aus Rohr mit mehreren abgetrennten Räumen, alle bedeckt mit Weinreben voller Trauben, mit Rosensträuchern, mit Waldreben und mit kleinen Pflanzen und machte diese Fröhlichkeit dort, um bei ihrem Anblick die Seele über die Schwermut zu erheben...."[3]. Zum Unterschied jedoch zur Musiktheorie findet keine Übernahme dieser Vorstellungen in medizinische Schriften statt, so daß "therapeutische" Bemerkungen bis ins 19.Jahrhundert lediglich auf den Rahmen der ästhetischen Theorie bezogen bleiben[4]. So findet sich eine erste neuzeitliche Bemerkung bei ALBERTI: "Menschen, die an Fieber leiden, werden durch die Betrachtung gemalter Brunnen, Flüsse und fließender Bäche Linderung finden, etwas, was jedermann an sich selbst auf die Probe stellen kann; denn wenn man zufällig in der Nacht im Bett liegt, ohne schlafen zu können, muß man sich nur in der Phantasie klare

Gewässer und Fontänen vorstellen, die man einmal irgendwo gesehen hat, oder vielleicht einen See; dann wird das Gefühl der Ausdörrung sofort verschwinden und einem Schlaf Platz machen, der einen als der süßeste Schlummer umfangen wird..."[5].

Anmerkungen

[1] Ernst Anton NICOLAI, Die Verbindung der Musik mit der Arztneygelehrtheit, 1745, S. 36, zit. nach MÖLLER (1971), S. 33. Ausführlicher dazu Johann August UNZER, Arzt, 3. Band, 1769, S. 465, zitiert nach MÖLLER (1971), S. 36: "Daß durch die Leidenschaften oft Krankheiten verhütet und curiert werden können, ist eine ausgemachte Sache, daß sie nichts weniger als eines Beweises bedarf. Nun gehört aber die Musik unter die Mittel, welche die Leidenschaften erregen, vermehren, verändern, dirigieren. Sie muß also einen unstreitigen Einfluß in den Zustand der Gesundheit des Menschen haben."

[2] Jean Etienne Dominique ESQUIROL, Des maladies mentales, Paris 1838, Band 2, S. 585, zit. nach MÖLLER (1971), S. 41. Ähnlich auch die Position GRIESINGERS, die MÖLLER so beschreibt: "Wilhelm Griesinger spricht der Musik zwar ... eine Heilwirkung ab, da die durch Musik erregten Stimmungen zu flüchtig sind, um auf Dauer einer krankhaften Stimmung entgegenzutreten, als Zerstreuungsmittel gesteht er ihr aber eine vortreffliche Wirkung zu, zumal wenn der Patient sie aktiv betreibt: in diesem Sinne empfiehlt er gemeinsame Gesangsübungen.", MÖLLER (1971), S. 51.

[3] ARMENINI (1587), Buch II, S. 180, ".... vi finse con varii spartimenti pergolati di canne, tutti coperti di vite cariche d'uve, di rosai, di vitalbe, et di germini, et fece quest'allegria quivi (piu) per sollevar gli animi da tedio a prima vista...". Den Hinweis auf diesen Zusammenhang verdanke ich Klaus HÜTTERMANN, den Hinweis speziell auf ARMENINI Hilla FRÜBISS.

[4] Zur Verknüpfung von Ästhethik und Therapeutik im 19. Jahrhundert vgl. vor allem den in Kap. 4 ausführlicher erörterten Aufsatz von Odo MARQUARD (1973): "Über einige Beziehungen zwischen Ästhetik und Therapeutik in der Philosophie des 19. Jahrhunderts".

[5] ALBERTI, Zehn Bücher über Architektur, 1486, Buch IX, Kapitel IV, zit. n. GOMBRICH (1985b), S.145.

2 Malen als eine beiläufig erwähnte Maßnahme des "Moral Treatment" im 19. Jahrhundert

2.1 Verstreute Bemerkungen in den Schriften der Vertreter des "Moral Treatment"

"Erbitterung und Zorn eines reconvalescierenden Wahnsinnigen, dessen ehemaligen Geschmack für die schönen Wissenschaften man zu begünstigen versäumt hatte." (PINEL 1801, S. 216)[1]. Unter dieser Überschrift beschreibt PINEL, einer der Begründer des "Moral Treatment", den fehlgeschlagenen Versuch die Rekonvaleszenz eines Bildhauers durch Förderung seiner Malerei zu unterstützen. Nachdem er aus einem mehrmonatigen "Zustande der heftigsten Raserey" aufgetaucht war, gab man ihm "... die Freyheit im Innern des Hospitals herumzugehen; sein Verstand war immer noch schwach, und er ertrug nur mit Mühe die Last eines untätigen Lebens. Die Mahlerey, die er auch sonst getrieben hatte, schien seiner Einbildungskraft zu behagen, und er äußerte den Wunsch, einen Versuch im Portraitiren zu machen. Man gab sich alle Mühe, ihn in seinem Vorhaben zu unterstützen, und er machte eine Skizze der Züge des Aufsehers und seines Weibes. Die Ähnlichkeit war gut aufgefaßt; aber da er noch wenig Anstrengung vertragen konnte: so glaubte er, einen Nebel vor den Augen zu sehen, und verlor den Mut dazu aus Gefühl seiner unzureichenden Kräfte, oder wegen des noch übrig gebliebenen guten Geschmacks, den er ehemals aus dem Studium der besten Muster geschöpft hatte. Sein Talent, das er gezeigt hatte, und vornehmlich der Wunsch, seine angehende Tätigkeit zu unterstützen, und der Gesellschaft einen geschickten Künstler zu erhalten, bestimmten den Haushalter von Bicêtre von ihm ein Gemählde zu verlangen, wobey er ihm die Wahl des Gegenstandes frey ließ, um ihm einen größeren und freyeren Spielraum in seiner Composition zu lassen. Der Reconvalescent, noch nicht ganz hergestellt, glaubte, daß diese Arbeit seine Kräfte übersteige, und verlangte, daß man ihm den Gegenstand bestimme, und ihm davon eine correcte und reine Zeichnung, die er dann zum Muster nehmen würde, vorlege. Seine Bitte blieb unerfüllt, und man ließ diese einzige Gelegenheit entwischen, ihm zur Vernunft zu verhelfen. Er wurde nun darüber aufgebracht, glaubte, in dieser Vernachläßigung einen Beweis der Verachtung zu sehen, zerbrach seinen Pinsel, seine Palette, zerriß seine Skizzen und erklärte laut, daß er auf die Ausübung der schönen Künste auf immer Verzicht leiste. Die Gemütsbewegung selbst war so heftig, daß ein Anfall der Raserey von mehreren Monaten darauf erfolgte." (PINEL 1801, S. 217-218).

Die weitere Entwicklung wird von PINEL dann folgendermaßen beschrieben: "Sein ehemaliger Geschmack für Arbeit und schöne Künste schien auf immer verschwunden zu seyn. Langeweile, Lebensüberdruß, die tiefste, schwärzeste und gefühlloseste Melancholie machten schnelle Fortschritte. Appetitlosigkeit, Schlaflosigkeit, und colliquatives Abweichen machten seiner unglücklichen Existenz ein Ende." (PINEL 1801, S. 219).

Der Wahnsinn entsteht nach PINEL durch die Verschiebung der ursprünglichen Begierden auf sekundäre, die er als Leidenschaften bezeichnet. Er besteht dann in der Verwirrung der Aufmerksamkeit, der geistigen Apperzeptionen, des Gedächtnisses und der Assoziation der Ideen und Urteile. Zur Heilung des Wahnsinns müssen die Leidenschaften durch moralische Maximen überwunden werden. Es gilt dazu, als Therapie im Hospital "... heilsame Zerstreuungen, sowohl durch ernsthafte Beschäftigungen, als auch schwere Arbeiten während der Zwischenzeit der Ruhe zu veranlassen." (PINEL 1801, S. 39). Als sogenannte moralische Mittel der Behandlung werden von PINEL immer wieder genannt: Feldarbeit, Leibesübungen, Handarbeit und Spaziergänge. Schön wäre es, Werkstätten und eine Mayerei zu haben. Ihre Anwendung finden diese Mittel vor allem in der Rekonvaleszenz, nachdem vorher beispielsweise durch Einflößen von Furcht der Wille des Kranken diszipliniert wurde.

Ziel ist es, die Aufmerksamkeit zu fixieren und Ausschweifungen zu hemmen und zu diesem Zweck den Patienten "... starke Erschütterungen mitzuteilen, ihre unglücklichen Ideen zu zerstreuen, und durch kräftige und langanhaltende Eindrücke auf ihre äußeren Sinne zu wirken ..." (PINEL 1801, S. 196). Die Schilderung dieser Eindrücke gerät PINEL zeitweise zur Idylle: "... angenehme und nach Verschiedenheit des Geschmacks gewählte Beschäftigungen, verschiedenen Leibesübungen, ein geräumiger und mit Bäumen bepflanzter Wohnplatz, alle Genüsse und die stillen Sitten des ländlichen Lebens, von Zeit zu Zeit sanfte und harmonische Musik, welche um so leichter zu veranstalten ist, da es beynahe immer in den Hospitälern einige ausgezeichnete Künstler dieser Art giebt, deren Talente aus Mangel der Übung und Kultur abnehmen." (PINEL 1801, S. 198). Er erwähnt in diesem Zusammenhang in einer Anmerkung zustimmend die Behandlung melancholischer Patienten im alten Ägypten: "Spiele, aufmunternde Leibesübungen aller Art, die in diesen Tempeln eingeführt waren, wohllüstige Gemählde, verführerische Bilder, die überall den Kranken in die Augen fielen." (PINEL 1801, Anm. zu S. 196).

Die Beschäftigung mit den "schönen Künsten" erscheint so neben vielem anderen als Mittel der moralischen Behandlung zur Fixierung der Aufmerksamkeit bei ausgewählten Patienten: "In der Rekonvaleszenz ...", sei PINEL abschließend zitiert, "pflegt manchmal der ehemalige Geschmack eines Menschen und seine Liebe für die schönen Künste, die Wissenschaften und die Literatur zu erwachen, vorausgesetzt, daß er sich schon ehedem in diesen Fächern ausgezeichnet hat. Dieses erste Erwachen des Talents muß der Oberaufseher des Hospitals mit Begierde ergreifen, um die Entwickelung der moralischen Fähigkeiten zu begünstigen ..." (PINEL 1801, S. 214).

Johann Christoph REIL stellt in seinen "Rhapsodien über die Anwendung der psychischen Curmethode auf Geisteszerüttungen" (REIL 1803) die Wiedergewinnung der Besonnenheit durch Richtung und Steuerung der Aufmerksamkeit und Wahrnehmung auf bestimmte innere und äußere Objekte ins Zentrum seiner "psychotherapeutischen" Überlegungen. Dieser Vorgang hängt seiner Ansicht nach ab von der Reizbarkeit des Seelenorgans und der Stärke der Eindrücke, wobei eine Veränderung des Erregungszustandes der Seele durch die Entfernung schädlicher und Zuführung heilender Reize erreicht werden soll. Dazu kommen nach REIL drei Gruppen von psychischen Heilmitteln in Frage:
1. Solche, die über eine Erregung des gesamten Körpers angenehme oder unangenehme Vorstellungen erzeugen, wie Bäder, Wärme, Streicheln, Wein, Beischlaf, Hunger, Durst, Krankheiten etc.
2. Objekte, die auf die äußeren Sinne wirken und der Phantasie keinen Spielraum für den Wahn lassen. Dazu gehört beispielsweise das Anschauen "... frappanter Gegenstände, fremder Thiere, durchziehender Truppen oder ein leichtes Spiel im Brett, das Abschreiben einer Vorschrift, das Couvertieren interessanter Briefe, der Händedruck eines Freundes, pantomimische Spiele mit Kindern, die Musik." (REIL 1803, S. 136-137), oder auch Theatervorstellungen.
3. Zeichen und Symbole, die als Vehikel der Vorstellungen, Phantasien, Begriffe und Urteile wirken.

Ähnlich wie bei PINEL besteht auch bei REIL der Ablauf der Therapie aus drei aufeinanderfolgenden Stufen: 1. Zunächst die Isolation des Patienten und Herstellung einer Disziplin, wobei er als passiver Zuschauer starken Eindrücken unterworfen wird. 2. In einem zweiten Schritt sollen ihm Eindrücke vermittelt werden, die ihn zur Aktivität antreiben und seine Aufmerksamkeit erhalten und 3. schließlich in der Rekonvaleszenz die "Übung der Sinneskräfte" durch den Wechsel von Arbeitstherapie, Leibesübungen und Spaziergängen an der frischen Luft. "Endlich müssen die Arbeiten noch in dem Verhältnis abgeändert werden, als der Kranke in der Cur fortschreitet. Anfangs beschäftigt man bloß den Körper, nachher auch die Seele. Man schreitet von Handarbeiten zu Kunstarbeiten und von da zu Geistesarbeiten fort."(REIL 1803, S. 241-242)[2].

Wichtig ist dabei die Übung der Aufmerksamkeit, "... weil ihr Zustand einen so bedeutenden Einfluß auf das Heilgeschäft im Wahnsinn hat." (REIL 1803, S. 245). REIL schildert ausführlich, wie das zu geschehen hat mit Hilfe von "Beschäftigungen durch Baukasten, Zusammensetzungen zerschnittener Landschaften, Übungen der Sinne durch Vorhaltung einer Folge von Objekten .... Man halte ihn zum Schwimmen, Tanzen, Balancieren, Exercieren, Voltigieren, zum Ringwerfen, Strickspringen und zu anderen gymnastischen Übungen an. Sie stärken beides, die Kräfte der Seele und des Körpers. In der Tat verdiente dieser Gegenstand einer eigenen Beherzigung. Eine Gymnastik für Wahnsinnige, die nach ihren Bedürfnissen besonders eingerichtet wäre, würde wahrscheinlich viel Gutes stiften. Schade, daß sie hier, wie in der Erziehung der Kinder, so wenig benutzt wird. Man unterrichte den Kranken im Mahlen, Zeichnen, Singen, in der Musik und in anderen Kunstfertigkeiten, zu welchen er Anlage hat. Besonders würde ein Konzert die Aufmerksamkeit auf einem Punkt zusammenhalten. Hier mag noch eine Idee ihren Platz finden. Könnten nicht eigene Schauspiele fürs Tollhaus angefertigt werden? Die Besonnensten führten sie auf, die übrigen sähen sie an. Zuverlässig erfordert dies Spiel die pünktlichste Aufmerksamkeit. Dann könnte man durch die Verteilung der Rollen noch andere Vorteile erreichen; jeden Narren seine eigenen Torheiten lächerlich machen lassen. Man läßt die Kranken abschreiben, rechnen, auswendig lernen, Korrekturen lesen. Sie müssen anfangs mechanisch, in der Folge mit Ausdruck vorlesen und zuletzt über den Inhalt dessen, was sie gelesen haben, aus dem Gedächtnis referieren. In Gesprächen halte man sie an, immer bestimmt zu antworten. Man veranlasse sie, irgend etwas selbst vorzutragen, Szenen ihres vorigen Lebens bloß geschichtlich oder pragmatisch zu erzählen. In der Folge müssen sie verwickeltere Proben der Aufmerksamkeit bestehen, Bestellungen ausrichten, im Gewühle abstrahieren. Man nötige sie, in ein Tagebuch alle Vorfälle einzutragen, die ihnen begegnen, und veranstalte nun heimliche Ereignisse, um sie auf die Probe zu stellen, ob dieselben von ihnen beobachtet sind. Alle diese und andere Übungen der Aufmerksamkeit und der Besonnenheit müssen den Kräften des Kranken angemessen sein, ihn nicht ermüden, Veränderungen haben und mit Pflege des Körpers, Bädern, Bewegungen, Salbungen usw. abwechseln." (REIL 1803, S. 245-247).

Sehr schön deutlich wird in diesem Zitat der Zusammenhang, in dem bei REIL Zeichnen und Malen als "psychotherapeutische" Methoden zu sehen sind. Von den Dienstleuten, schreibt REIL an anderer Stelle, müssen einige "... im Ackerbau, der Gartenkunst, dem Schwimmen, Drechseln (sic!) und anderen gymnastischen Übungen erfahren seyn, damit sie Lectiones ausführen können." (REIL 1803, S. 478). Das Malen wird in diesem Zusammenhang nicht erwähnt, unter anderem wohl auch, weil es eine sehr untergeordnete Rolle im Katalog der Maßnahmen einnimmt. Schließlich ist künstlerische Tätigkeit nicht nur als unbedenklich anzusehen, wie in Abschnitt 2.2 noch zu erörtern sein wird, da der Keim des Wahnsinns von REIL in einer Schwächung der Besonnenheit gesehen wird, die "... durch eine hervorstechende Stärke der Phantasie durch eine geschäftslose Einsamkeit, einseitige Anstrengungen der Seele usw. ..." (REIL 1803, S. 332) hervorgerufen werde.

HASLAM publizierte 1810 eine ausführliche Fallgeschichte[3], in der erstmals eine Zeichnung eines Patienten reproduziert ist. Es handelt sich um die Skizze eines Luftwebestuhls, mittels dessen dieser Patient sich Folterungen und anderen unangenehmen Beeinflussungen ausgesetzt wähnte. Im Gegensatz zu PINEL und REIL hat HASLAM hier nicht eine eventuelle therapeutische Funktion des Zeichnens im Auge, sondern es geht ihm bei der Reproduktion und dem ausführlichen Erläutern der Zeichnung um eine möglichst umfassende Darstellung des Wahnsinns dieses Patienten. Eine Abbildung des von dem Patienten in Kupfer gestochenen Luftwebstuhls findet sich außer in der Originalveröffentlichung auch bei KRAFT (1986, S. 54), der sich ausführlicher mit dem Buch HASLAMS und der Krankengeschichte beschäftigt.

Peter Josef SCHNEIDER sieht in Anlehnung an REIL eine Hauptbedingung der Behandlung darin, "... den Irren täglich auf eine sehr zweckmäßige, dem Grade seiner Bildung, sowie seinen Kräften und Lieblingsneigungen entsprechende Weise zu beschäftigen ..." (SCHNEIDER 1824, S. 462), um dem Müßiggange entgegenzusteuern und fährt dann mit einer Aufzählung dieser Tätigkeiten fort: "Zweckmäßige Beschäftigungen in verschlossenen freundlichen Gärten durch Pflanzen, Hacken, Graben, oder auch im Hause, oder in den Arbeitszimmern durch Nähen, Sticken, Stricken, Federreißen, Teppichwirken, sortieren von Münzen, das Ordnen zerschnittener Landkarten, das Ordnen zerstreuter verworrener Gegenstände, z. B. das Aussuchen untereinander geschüttelter getrockneter Baumfrüchte, Hülsenfrüchte, Geldsorten usw. auf den Unterhaltungszimmern durch Anhören und Vorlesen von Aufsätzen über verschiedene faßliche Gegenstände, Übersetzen der Klassiker, Zeichnen, Mahlen, Holzschneiden usw." (SCHNEIDER 1824, S. 463-464). Er beschreibt dann auch gleich ein Beispiel der heilenden Wirkung einer solchen Arbeit: "Wagner erzählt zum Beispiel von einem Mahler, der sich im Irrenhause zu W. befand und sich einbildete, Fürst von S. zu seyn und durch Hunger von dieser fixen Idee geheilt werden sollte, jedoch ohne Erfolg. Nun bemerkte ein Arzt, daß er sich bisweilen mit Zeichnen und Mahlen beschäftigte, und versprach ihm die Entlassung aus der Irrenanstalt, wenn er alle daselbst befindlichen Narren abmahlen würde. Mit Freuden begann der Kranke die Arbeit und wurde, ehe sie noch vollendet war, vollkommen hergestellt." (SCHNEIDER 1824, S. 464).

Das Malen wird hier unter dem Begriff Beschäftigung bzw. Arbeit rubriziert, deren wichtigste Elemente Ordnung und Regelmäßigkeit sind und deren Wirkungen "... alsdann für die Kranken erfreulicher und heilbringender (sind), wenn sie von denselben mehr mit Unlust als mit Vergnügen verrichtet werden." (SCHNEIDER 1824, S. 466)[4]. Dem werden zweckmäßige Erholungen gegenübergestellt. Zu ihnen sind "... Musik, Tanz, Privat-Schauspiele, Deklamationen und alles, was den Geist angenehm erheitert und zerstreut ..." (SCHNEIDER 1824, S. 468) zu rechnen.

MAHIR berichtet 1846 über seine Erfahrungen bei GUISLAIN in Belgien unter anderem: "Die Arbeiten sollen nie groß, weder lang dauernd, noch anstrengend seyn; kleine, nette und ruhige Beschäftigungen verdienen vor allen andern den Vorzug. So ist die in ganz Belgien übliche Spitzenverfertigung auch in den Irrenanstalten üblich und als höchst zweckmäßig von Guislain anerkannt. Ebenso empfehlenswerth ist eine Zeichnungsschule." (MAHIR 1846, S. 31). Ob von GUISLAIN eine solche tatsächlich eingerichtet worden war, ist nicht mehr feststellbar. An anderer Stelle rühmt MAHIR die Vielfalt der Beschäftigungen in der Anstalt Winnenthal und leitet eine ausführliche Aufzählung derselben mit der Feststellung "... vernünftige Thätigkeit ist daher das wirksamste und allgemeinste Mittel bei der Behandlung der Geisteskranken ..." ein. Zwischen Garten-, Haus- u. Werkstattarbeiten wird in dieser Aufzählung auch das Malen genannt: "Desgleichen besteht auch in feinen weiblichen Arbeiten, wie Stricken, Blumenmachen, Malen etc., eine große Mannigfaltigkeit; nirgends wird eine bloß spielende, tändelnde Beschäftigung geduldet." (MAHIR 1846, S. 195).

BRIGHAM empfiehlt 1847 manuelle Arbeiten wie "Kleiderherstellung, Schneidern, Kunsttischlerarbeiten, Herstellung von Spielzeug, Korbflechten, Malen, Drucken, Buchbinden"[5] zur Behandlung von Patienten, da dadurch deren Aufmerksamkeit erregt werde. Allgemeiner anwendbar seien jedoch "... geistige Beschäftigung und schulische Übungen, durch Teilnahme an Aufsätzen, Redeunterricht und Schreiben und Spielen von Dialogen und Stücken."[6]

Für GRIESINGER sind dann diejenigen Beschäftigungen die besten, "... welche mit körperlicher Bewegung, mit stetem Aufenthalte in freier Luft verbunden sind, wie alle Garten- u. Feldgeschäfte, welche nicht nur bei den unteren Ständen, deren gewohntes Tagwerk sie früher ausmachten, sondern auch bei den Verfeinerten durch ihre friedlichen und beruhigenden Eindrücke und ihren unmittelbaren Naturverkehr sich höchst wohlthuend erweisen. Wo solche nicht auszuführen sind, müssen andere häusliche oder handwerksmäßige, der künstlerischen Thätigkeit sich nähernde Beschäftigungsweisen an ihre Stelle treten und nur wenige Kranke und auch diese nur im Wechsel mit körperlicher Übung und Muskelanstrengung sind vorwiegend sitzend und geistig zu beschäftigen." (GRIESINGER 1871, S. 501). Der "künstlerischen Thätigkeit sich nähernde Beschäftigungsweisen" sind also als Mittel zweiter Wahl anzusehen, denen eine körperliche Tätigkeit im Freien, sofern möglich, eindeutig vorzuziehen ist. Aus welcher Quelle sich diese Reserviertheit gegenüber künstlerischen Tätigkeiten nährt, wird im folgenden erörtert werden.

2.2 Ihre Bedeutung vor dem Hintergrund des "Moral Treatment"

Der Blick auf die spätere Entwicklung legt allzu leicht die Interpretation der obigen Bemerkungen als erste, undifferenzierte Anfänge einer speziellen therapeutischen Technik nahe. Der Fortgang der Analyse wird zeigen, daß in der Herausbildung von gestaltungstherapeutischen Techniken deutliche Brüche vorhanden sind, die eine solche Auffassung als voreilig erscheinen lassen, wenngleich uns einzelne Elemente in neuer Verknüpfung wieder begegnen werden.

Anzuknüpfen wäre zunächst einmal an die aus heutiger Sicht merkwürdig irritierende Einordnung künstlerischer Betätigung in den Katalog therapeutischer Techniken des "Moral Treatment". Malen wird, wie in den Zitaten des vorangegangenen Abschnittes nachzulesen ist, aufgezählt zwischen Haus-, Garten- u. Feldarbeiten, Tanzen, Balancieren und Exerzieren, Sortieren von Münzen, Früchten und zerschnittenen Landschaften und vielem anderen mehr. Offensichtlich dreht es sich dabei also nicht um eine spezifische Wirkung gestalterischen Ausdrucks, sondern um Betätigung, das heißt Arbeit, wozu unter anderem auch Malen gerechnet wird.

PINEL und SCHNEIDER beschreiben dementsprechend auch, wie Berufskünstler zum Malen angehalten wurden: Man "... versprach ihm, die Entlassung aus der Irrenanstalt, wenn er alle daselbst befindlichen Narren abmahlen würde. Mit Freuden begann der Kranke die Arbeit ..." (SCHNEIDER 1824, S. 464); eine Arbeit, die sicher einiges an Disziplin erforderte.

Ein genaueres Verständnis der hier gefundenen Funktion des Malens wird erreicht, wenn man die psychiatrische Theorie dieser Zeit nochmals näher betrachtet. In Anlehnung an REIL seien vier grundlegende Techniken des "Moral Treatment" unterschieden[7]:
1. Die Isolation/das Schweigen sollen vor allem zu Anfang der Therapie die vollkommene Unterwerfung unter den Willen des behandelnden Arztes und damit eine Zunahme der Besonnenheit erreichen. REIL schreibt beispielsweise davon, daß ein Nicht-Verstehen der Sprache unter Umständen für den Heilerfolg besser sei, da so vollkommenere Isolation gewährleistet sei und der wirksame Eindruck verstärkt werde (REIL 1803, S. 235).
2. Das Wecken der Aufmerksamkeit durch starke Eindrücke, vor allem von Gefahr.
3. Das Wiedererkennen seiner eigenen Verrücktheit im Spiegel des anderen. Gegen seinen Willen wird sich der Irre dadurch letztlich als Irren erkennen, als einen, der die moralischen Zuweisungen, die an ihn gemacht werden, ignoriert. REIL empfiehlt dazu unter anderem Theaterdarstellungen, deren Schilderung zum Teil groteske Züge annimmt.
4. Schließlich die Übung der (Selbst-) Disziplin durch beständige Beurteilung, Strafen, Beschäftigung und Arbeit. Letztere, Beschäftigung und Arbeit, können nur eingesetzt werden, wenn ein Mindestmaß an Disziplin und an Erregung der Aufmerksamkeit bereits vorhanden ist. Bevorzugt angewandt werden diese Techniken daher in der Rekonvaleszenz.

Woraus ergibt sich aber aus der Sicht des "Moral Treatment" diese heilende Wirkung der steten Beschäftigung? Als Ursprung der schädlichen Leidenschaften erscheint die diametrale Entgegensetzung zur Beschäftigung: der Müßiggang: "Aber der große Nutzen, der aus einer weise eingeleiteten und fortdauernden Beschäftigung für Irre wurzelt", ist bei SCHNEIDER zu lesen, "ist zu auffallend, als daß hierüber noch Beweise nöthig wären. Durch sie wird ganz besonders dem prädominierenden Hange zu Geist und Körper tödtendem Müßiggange, und zu dem gedankenlosen unstäten und menschenfeindlichen Umhertreiben gesteuert, und eine sehr heilsame Neigung zu einer der individuellen Anlage und den Kräften des Irren entsprechenden Thätigkeit angeregt und unterhalten." (SCHNEIDER 1824, S. 463).

FOUCAULT arbeitete diesen für die Psychiater des "Moral Treatment" fraglos bestehenden Zusammenhang heraus. Der Wahnsinn entfalte sich frei durch "...

einen ganzen zeitlichen Hof, ein leeres Milieu, das der Muße und der Gewissensbisse, um das Gegenwärtige herum ..., worin das Herz des Menschen seiner eigenen Unruhe überlassen ist, wo die Leidenschaften die Zeit der Sorglosigkeit und der Wiederholung ausliefern ..." (FOUCAULT 1978, S. 377). Entgegen gewirkt wird seiner Entfaltung durch die strenge Organisation der Zeit und durch die Arbeit, die ja die Natur selbst dem Menschen auferlegt. Wir werden auf den hier angesprochenen Gegensatz von "Milieu" und "Natur" noch zurückkommen.

Am deutlichsten formuliert TUKE in seinem 1813 erschienenen Buch diese Funktion, die das Malen hat: "Da Trägheit eine natürliche Tendenz hat, den Geist zu schwächen und Langeweile und Unzufriedenheit hervorzubringen, wird jede Art vernünftiger und unschuldiger Beschäftigung gefördert. Denjenigen, die keine nützliche Tätigkeit ausüben, wird erlaubt zu lesen, schreiben, zeichnen, Ball, Schach oder Dame zu spielen etc."[8]

Spätestens an dieser Stelle wird, entgegen heutiger Vorstellungen von einer therapeutischen Anwendung gestalterischer Mittel, der Sinnzusammenhang deutlich, in dem Malen neben vielen anderen Tätigkeiten in den Schriften des "Moral Treatment" aufgezählt wird. Dabei wird der körperlichen Arbeit, möglichst im Freien, eindeutig der Vorzug gegeben. SCHNEIDER geht soweit, sich auf PINEL berufend, zu schreiben, "... daß Adeliche, die jeden Gedanken an mechanische Arbeit mit Stolz und Verachtung von sich weisen, auch den traurigen Vorzug hätten, ihre unsinnigen Verwirrungen und ihr Delirium zu verewigen." (SCHNEIDER 1824, S. 467). Ähnlich äußert sich, wie wir sahen, 50 Jahre später auch GRIESINGER in dem schon zitierten Absatz seines Lehrbuchs von 1867, und ein halbes Jahrhundert später wird uns dasselbe Argument zur therapeutischen Begründung der ersten frühen "künstlerischen Werkstätten" begegnen: Wenn schon körperliche Arbeit Patienten aus gehobenen sozialen Schichten nicht zumutbar ist, dann doch wenigstens kunsthandwerkliche und künstlerische Betätigung.

Ziel all der oben angeführten therapeutischen Techniken ist letzlich die "Rückkehr zum Unmittelbaren", mittels der Delirium und Leidenschaft bekämpft werden können. Denn der Wahnsinn entsteht für die Psychiater des beginnenden 19. Jahrhunderts aus dem "Milieu", das eine Sensibilität erzeugt, "... die nicht mehr durch die Bewegungen der Natur bestimmt wird, sondern durch all die Gewohnheiten, durch all die Forderungen des sozialen Lebens." (FOUCAULT 1978, S. 378). Der Wahnsinn resultiert aus der Entfremdung des Menschen von der Natur und wird somit zur anderen Seite des zivilisatorischen Fortschritts: "Die Risiken, wahnsinnig zu werden, nehmen in dem Maße zu, wie das um den Menschen herum und von ihm konstituierte Milieu dichter und opaker wird." (FOUCAULT 1978, S. 383). So schreibt REIL in seinen Rhapsodien: "Wir rücken Schritt für Schritt dem Tollhause näher, sowie wir auf dem Weg unserer sinnlichen und intellektuellen Kultur fortschreiten." (REIL 1803, S. 10). Hier wurzelt auch die Vorstellung einer zunehmend fortschreitenden Degeneration.[9]

Da der Wahnsinn als verlorene Natur erscheint, als "... die im Unendlichen der Vermittlungen verlorene Unmittelbarkeit." (FOUCAULT 1978, S. 381), liegt nichts näher, als ihn der Fülle der Natur als konkretester Form des Unmittelbaren anzuvertrauen. Einer Natur allerdings, die nicht die gewaltsame und gefährliche des "Wilden" ist, sondern die einfache, moralisch vermittelte des "Landmannes". Nicht zufällig also sind der ideale Platz für eine Anstalt eine anmutige und gesunde Gegend auf dem Lande und die bevorzugte Beschäftigung Feld- u. Gartenarbeiten.[10] Dagegen gehören Malen und andere künstlerische Betätigungen tendenziell dem "Milieu" an, was ihre therapeutische Verwendung auch bei ernsthafter Beschäftigung mit ihnen problematisch werden läßt.

Erst in der zweiten Hälfte des 19. Jahrhunderts kehrt sich die Auffassung um. Das Elend bildet dann das günstige Milieu für die Ausbreitung des Wahnsinns: "Elend und Entbehrungen ..." sind für GRIESINGER "... höchst wichtige und häufig allein nachweisbare Ursachen ..." von Wahnsinn, wobei noch "... die schlechte Ernährung, der Hunger, die Kälte, die körperliche Überanstrengung als direkt somatische Krankheitsursache ..." hinzu kommen (GRIESINGER 1871, S. 177ff., zit. nach GÜSE und SCHMACKE 1967, S. 60).

Mit der "Rückkehr zum Unmittelbaren" ist jedoch ein Thema angeschnitten, das in einem neu interpretierten Zusammenhang die Geschichte der diagnostischen und therapeutischen Auseinandersetzung der Psychiater mit den gestalterischen Äußerungen ihrer Patienten begleiten wird. Wir werden uns im übernächsten Kapitel intensiver mit diesem Problem beschäftigen, wenn es um die Entdeckung der diagnostischen Funktion der "Irrenzeichnungen" geht.

Anmerkungen

[1] Die französische Erstausgabe erfolgte 1798, zitiert wird hier und im folgenden nach der deutschen Ausgabe 1801.

[2] Entsprechend äußert sich REIL an anderer Stelle: Er beschreibt zunächst die Anwendung von Feld- und Garten- im Wechsel mit zur Erholung dienenden Arbeiten, wie Federreißen und Teppiche wirken, und fährt dann fort: "In der Folge kann man einzelne zur Abwechslung auch mit Kunst- u. Geistesarbeiten, die nicht bloß die Muskeln und die äußeren Sinnesorgane, sondern auch den inneren Sinn in Thätigkeit setzen, mit Zeichnen, Mahlen, Lesen, Schreiben, Rechnen und ähnlichen Dingen beschäftigen." (REIL 1803, S. 34).

[3] HASLAM, John, Illustrations of madness exhibiting a singular case of insanity and a no less remarkable difference in medical opinion, London 1810, hier zit. nach der deutschen Ausgabe 1889. Eine erste auszugsweise Veröffentlichung auf deutsch inklusive der Abbildung erfolgte 1818 in der Zeitschrift für Psychische Ärzte.

[4] Allerdings wird diese Position von SCHNEIDER nicht durchgängig vertreten, denn er schreibt an anderer Stelle über die Rekonvaleszenz: "Alte, liebe Gewohnheiten, Kunst und Musik sollen wieder geübt werden." Kunst erscheint an dieser Stelle eingereiht unter die Mittel der Zerstreuung und der Erholung.

[5] "... dress making, tailoring, cabinet work, manufacture of toys, basket-making, pain-

ting, printing, bookbinding ..." (BRIGHAM zit. nach BOCKOVEN 1972, S. 75).

[6] "... mental occupation and the exercises of school, by attending to composition, declamation, the writing and acting of dialogues and plays." (BRIGHAM zit. nach BOCKOVEN 1972, S. 74).

[7] FOUCAULT arbeitete für seine Interpretation ein ähnliches Schema heraus. Vgl. FOUCAULT (1978), vor allem S. 333-345 und S. 519-527. F. arbeitete jedoch im Bestreben, die Diskontinuität der Behandlung des Wahnsinns in der französischen Klassik und in der Psychiatrie des "Moral Treatment" zu betonen, sehr stark die Unterschiede der therapeutischen Techniken heraus. Er bezeichnete das Wecken, die Theaterdarstellung und die Rückkehr zur Unmittelbarkeit als die drei grundlegenden Techniken der "klassischen" Behandlung, während das Schweigen, das Wiedererkennen im Spiegel und die beständige Verurteilung Basis des "Moral Treatment" seien. Dabei vernachlässigte er die vor allem durch REIL, der ja nicht praktisch arbeitete, aber trotzdem als grundlegend für die weitere Entwicklung in Deutschland anzusehen ist, aber auch durch andere erfolgte Rezeption der alten therapeutischen Techniken und deren Neuinterpretation im Zusammenhang der Theorie des "Moral Treatment". Einzig für die "Rückkehr zur Unmittelbarkeit" geschah die Darstellung dieser Aufnahme m.E. bei FOUCAULT in ausreichendem Maße. In der vorliegenden Arbeit wurde daher das Schema FOUCAULTS modifiziert.

[8] "As indolence has a natural tendency to weaken the mind, and to induce ennui and discontest, every kind of rational and innocent employment is encouraged. Those, who are not engaged in any useful occupation, are allowed to read, write, draw, play at ball, chess, drafts etc." (TUKE 1813, S. 180-181).

[9] Eine ausführliche Erörterung der Bedeutung des Milieus findet sich vor allem bei FOUCAULT (1978), S. 377-390, darüber hinaus auch bei CASTEL (1979), vor allem S. 127ff und S. 259. Die sehr komplizierte Entwicklung in Deutschland, die von KANT und dann von der Naturphilosophie SCHELLINGS ihren Ausgang nimmt, zeichnet Klaus DÖRNER in seinem Buch "Bürger und Irre" (DÖRNER 1969) nach, vgl. hierzu vor allem S. 293-342. DÖRNER weist auf den folgenden Sachverhalt hin: Die deutsche Psychiatrie geht zwar zunächst ebenfalls von der Verursachung des Wahnsinns durch das "Milieu" aus, was beispielsweise bei IDELER seine reaktionäre Wendung dahingehend erfährt, daß die Zunahme der Geisteskrankheiten auf das Konto des "falschen Liberalismus" gehe. Gleichzeitig schwingt aber doch immer die aus der Naturphilosophie SCHELLINGS sich ergebende instinkthafte, natur-objektive Unangreifbarkeit der "... Genialität oder der Endogenität von Psychosen ..." (DÖRNER 1969, S. 294) mit. Diese Ambiguität wird uns in der Diskussion über den Zusammenhang von Genie und Wahnsinn gegen Ende des 19. Jahrhunderts wiederbegegnen. Vgl. zu diesem Problem auch SCHRENK (1973).

[10] Die Arbeit erscheint dabei als Gesetz, das die Natur dem Menschen auferlegt. Vgl. zu diesen Ausführungen FOUCAULT (1978), S. 339-345 und S. 492ff.

3 Frühe "künstlerische Werkstätten" in Deutschland vor dem 1. Weltkrieg

3.1 Beschreibungen der frühen "künstlerischen Werkstätten"

Die Auswertung einiger hundert Anstaltsbeschreibungen[1] erbringt den Nachweis von insgesamt 11 "künstlerischen Werkstätten" in psychiatrischen Kliniken in der Zeit vor dem 1. Weltkrieg. Neun dieser Kliniken sind private Anstalten in Deutschland (BRESLER 1914); in der Anstalt Dumfries (Schottland) standen für Patienten gehobener Stände laut PANDY einige "Drawing rooms" zur Verfügung[2] und MARIE richtete in der Anstalt Villejuif (Frankreich) schon vor 1902 eine "Werkstatt für dekoratives Zeichnen und Malen" (PANDY 1908, S. 311) ein. Da über die beiden letztgenannten keine weitergehenden Informationen vorhanden sind, beschränke ich mich in meinen Ausführungen über die frühen "künstlerischen Werkstätten" vor dem 1. Weltkrieg im wesentlichen auf die 9 in Deutschland beschriebenen. In 2 weiteren Privatanstalten - eine in Deutschland[3], eine in Norwegen[4] - wird künstlerische Betätigung im Rahmen der Beschäftigung der Kranken angesprochen, ohne daß dadurch auf eigens dafür geschaffene Arbeitsräume geschlossen werden könnte. In Dublin und in der "Idiotenabteilung" des Bicêtre (Paris), die unter der Leitung des berühmten BOURNEVILLE steht, steht Zeichnen als Schulfach auf dem Programm (PANDY 1908). In Broadmoor (England) sah PANDY auf der Frauenabteilung "... Klavier und Staffelei, doch kann dies alles über das Gefängnissystem nicht wegtäuschen." (PANDY 1908, S. 201)[5]. Bevor die Beschreibungen der einzelnen Werkstätten vorgestellt werden, noch eine kurze Vorbemerkung: Die Artikel über die Anstalten wurden von Ärzten, die dort arbeiteten, geschrieben, von BRESLER lediglich zusammengestellt und vermutlich auch redigiert, so daß gleichartig wiederkehrende Ansichten zu bestimmten Problemen durchaus als herrschende Meinung der Zeit angesehen werden dürfen.

Über die Anstalt Eichenhain in Hamburg-Elmsbüttel schreibt der Autor, daß den Patienten "... gemeinschaftliche Spiele, Musizieren und dergleichen Unterhaltung geboten wird.

Besonders guten Einfluß haben nach unserer Erfahrung Billiard- und Tennisspiele ... Modellieren, Schnitzen, Sägearbeiten, Ölmalereien und dergleichen werden natürlich, wo sie angezeigt sind, den Kranken empfohlen. Manche Kranke gehen auch von der Anstalt aus in Konzerte, Theater und Gesellschaften." (BRESLER 1912, Bd. 2, S.349). Eingereiht werden diese künstlerischen Aktivitäten hier unter den Unterhaltungen und Zerstreuungen. Wie wir noch sehen werden, ist diese Einordnung nicht die Regel: In den Dr. Weilerschen Kuranstalten in Westend bei Berlin wird beispielsweise unter den Kurmitteln aufgeführt: "9. Beschäftigungstherapie. Modellieren, Malen, Zeichnen, Schnitz-, Webe-, Flechtarbeiten, photographische Arbeiten unter Anleitung; Gartenarbeit." (BRESLER 1912, Bd. 2, S. 448). Beigefügt ist ein Photo des Beschäftigungsraumes mit Werkbänken, Tisch und Staffelei. Ebenfalls mit Abbildung - eines Zimmers mit mehreren Staffeleien, an denen Patienten arbeiten - die Beschreibung des Kurmittelhauses der von Ehrenwallschen Anstalt in Ahrweiler, "... welches in seinen unteren Räumen einen großen Saal für Handfertigkeitsarbeiten, einen kleineren für Drehbank- und Hobelbankarbeiten, sowie eine Dunkelkammer für photographische Zwecke enthält. In diesen Sälen sind alle Einrichtungen einer photographischen Arbeitsstätte, sowie alle Instrumente und Arbeitstische für Schreinerarbeiten, Holzschnitzerei, Brandmalerei, Lederschnitz-, Kerbschnittarbeiten, Modellieren in Ton und dergleichen vorhanden. Das ganze steht unter Leitung eines erfahrenen Fachmannes (offenbar handwerklich, nicht therapeutisch erfahren, M. G.), der den Pensionären Unterricht erteilt, sowie durch seine eigenen mustergültigen Arbeiten die nötige Anregung gibt." (BRESLER 1912, Bd. 2, S. 504). Eine Wandelhalle kann so "... durch eine in den Ateliers der Anstalt durch Pensionäre und den technischen Meister selbstangefertigte überaus kostbare Täfelung mit Schnitzereien in Eichenholz teils figürlicher und ornamentaler, teils landschaftlicher Art geschmückt ..." werden (BRESLER 1912, Bd. 2, S. 504).

Dr. Kahlbaum in Görlitz läßt seine Patienten geeignete Arbeiten in "... dem Gärtnereibetriebe und in den Werkstätten der Anstalt (verrichten); sie haben Gelegenheit, künstlerische und kunstgewerbliche Arbeiten anzufertigen und die naturwissenschaftlichen Sammlungen, ferner die Bibliothek zu benützen." (BRESLER 1912, Bd. 2, S. 571).

"Im Kellergeschoß (Souterrain) sind die Werkstätten für Modellieren und Schreinerei, auch Laubsägen und Kerbschnitt, sowie die Dunkelkammer untergebracht." (BRESLER 1912, Bd. 2, S. 323), so der Bericht aus Dr. Würzburgers Kuranstalten zu Bayreuth. Noch deutlicher ist der Zusammenhang zwischen Arbeitstherapie und künstlerischen Werkstätten ausgedrückt, wenn man über das Sanatorium Waldfrieden in Ziegenhals (Schlesien) liest: "Außer Gartenarbeit im Freien und im Gewächshaus wird in den hierfür eingerichteten Werkstätten jetzt gepflegt: Tischlerei, Schnitzen, Brennen, Zeichnen, Modellieren, Weben, Photographieren." (BRESLER 1912, Bd. 2, S. 453).

Nach den in Kapitel 2 gemachten Ausführungen dürfte uns diese Einordnung der Ateliers zwischen die Maßnahmen der Arbeits- und Beschäftigungstherapie nicht weiter verwundern. Aber was, so ist man versucht zu fragen, bewegt eigentlich die Direktoren dieser Privatkliniken - und ausschließlich Privatkliniken mit "Pensionären" aus den gehobenen Ständen bieten solche Möglichkeiten an - dazu, "künstlerische Werkstätten" in ihr therapeutisches Konzept aufzunehmen und damit in ihren Beschreibungen zu werben?

Im vorigen Kapitel wurde eine Antwort darauf schon kurz angedeutet. Hier soll versucht werden, sie etwas breiter auszuführen: "Die Hauptsache ist eine bestimmte Tageseinteilung ..." heißt es in der Beschreibung der Kuranstalt Neufriedenheim bei München und weiter: "Körperliche Arbeit spielt bei gebildeten Kranken keine große Rolle. An ihre Stelle treten mit Vorteil größere und kleinere Spaziergänge, sowie die Beschäftigung mit künstlerisch geleiteter Handarbeit. Zu diesem Zweck sind Arbeitsräume eingerichtet, in welchen von einem dazu angestellten Lehrer Anleitung in Modellieren, Papp-, Schnitz-, Sägearbeiten usw. erteilt wird. Auch die Spiele im Freien, Tennis, Kroquet, Ball- und Laufspiele werden fleißig betrieben." (BRESLER 1912, Bd. 2, S. 396).

Auch seitens der Privatklinik Hohemark im Taunus bei Frankfurt wird beklagt, daß es größere Schwierigkeiten bei Privatpatienten gebe, sie zu einer Arbeitstherapie zu bringen, als dies bei Patienten der öffentlichen Anstalten der Fall wäre. Dies schlägt sich in der Form der Arbeitstherapie nieder. "Für die Arbeitstherapie kommen in meiner Anstalt in Betracht: Holzspalten, Holzsägen, Arbeiten im Garten und im Gewächshause unter Aufsicht einer geprüften Gärtnerin. Holzschnitzen und Modellieren unter Aufsicht eines Bildhauers, Korbflechten, Verfertigung von Matten und ähnlichem. E i n z u s c h r ä n k e n   s u c h e   i c h   d i e   s o g e n a n n t e n   H a n d a r b e i t e n   i m   e n g e r e n   S i n n e (gesperrt im Original, M. G.). Die Arbeiten im Schnitzsaale erfreuen sich fast allgemeiner Sympathie, allerdings kommt es hierbei sehr auf den Lehrer an. Die Kranken sehen, daß sie bei einigem Fleiße sich bald gute Kenntnisse erwerben, daß sie Arbeiten fertigbekommen, die sie früher mit vielem Gelde bezahlen mußten. Eine meiner Patientinnen verfertigte, als sie etwa 2 Monate Unterricht genommen, einen Toilettentisch, an dem sie 3 Monate, jeden Tag 2 Stunden schnitzte. Diese Arbeit hätte jeder Ausstellung zugesandt werden können. In einem Monat, in welchem nur 4 Personen an dem Schnitz*unterricht* (Hervorhebung M. G.) teilnahmen, wurden von diesen in tadelloser (sic!) Ausführung zwei Bilderrahmen, zwei Konsolen, zwei Staubtuchkästen, drei Übungstafeln, drei Karten- und Schmuckkästen verfertigt." (BRESLER 1912, Bd. 1, S. 592).

Fast deutlicher noch als in der Klage, daß Privatpatienten einer Arbeitstherapie nur schwer zuzuführen seien, kommt in dieser Beschreibung durch die Betonung der handwerklichen Qualität und des ökonomischen Nutzens der Arbeit deren Ersatzfunktion für eigentlich indizierte einfache körperliche Arbeit zum Ausdruck. Der Unterschied zur Gestaltungstherapie neuerer Prägung ist eklatant, was die Zielsetzungen, genauso wie die zugrundeliegenden therapeutischen Vorstellungen betrifft, identisch ist lediglich das Material.

In der Beschreibung der Gudennschen Heilanstalt zu Pützchen bei Bonn ist diese Ersatzfunktion breit dargelegt und erläutert. Sie sei daher abschließend ausführlich zitiert: "Ganz besonders wertvoll ist aber für den Kranken wie für den Arzt der Umstand, daß unter den skizzierten Verhältnissen der Arzt Zeit darauf verwenden kann, seine Patienten der Beschäftigungstherapie zugänglich zu machen. Es wird wohl niemand bestreiten, daß gerade dies in der Behandlung von Psychotischen der gebildeten Stände ein wunder Punkt ist. Ihnen innerhalb der Anstalt eine Beschäftigung zu geben, die ihrer gewohnten Tätigkeit auch nur im entferntesten verwandt wäre, gehört ja für gewöhnlich zu den Unmöglichkeiten und wäre vielleicht nicht einmal wünschenswert, da sie ja zum übergroßen Teil einseitig geistig tätig sind. Es ist also vielfach zu allererst notwendig, ihnen den Gedanken körperlicher Beschäftigung plausibel zu machen, was sich meistens als recht schwer erweist, da der größte Teil der Kranken eine erklärliche Abneigung dagegen hat, die teilweise in pathologischen Motiven, teilweise in dem Gefühl des Ungewohnten, in Vorurteilen und in Mißtrauen auf den Erfolg ihren Grund hat, bei Frauen naturgemäß noch mehr wie bei Männern. Von Ersteren beschränkt sich auch ein großer Teil auf weibliche Handarbeiten. Für die Männer steht ja dem Arzt ein weit größerer Spielraum für die Auswahl der Beschäftigung zu Gebote. Immerhin zeigt sich auch da, daß dem größeren Teil von ihnen, selbst bei vorhandener Neigung, die Möglichkeit fehlt, sich an Arbeiten zu gewöhnen, die eine gewisse handwerkliche Geschicklichkeit und Anlernung erfordern, wie Schreinerei usw. Die fehlende Übung hemmt die Kranken und wenn nun noch, wie fast immer, das Resultat nicht über eine Spielerei hinausgeht, ist die Folge ein schnelles Erlahmen des Interesses. Weitaus am meisten wird leichte Gartenarbeit angenommen und beibehalten. Sie erfordert keine Vorkenntnisse, ist leicht erlernt, läßt den Kranken ihren Zweck erkennen und ihren wohltätigen Einfluß durch Ablenkung, Bewegung in frischer Luft, Konkurrenz mit andern Kranken und je nach Wunsch durch Betätigung für sich oder in Gemeinschaft mit andern bald fühlen. Darum legt auch die Anstaltsleitung den größten Wert darauf, ein so großes Terrain zur Verfügung zu haben, daß auf den Kopf der Belegung fast ein ganzer Morgen Gartenanlagen kommt. Auf einem solchen Areal findet sich im Sommer wie im Winter so viel Gelegenheit zu leichteren Arbeiten für Ungelernte, daß eine große Anzahl von Kranken damit versorgt werden kann. Sie erscheint fast als die einzige körperliche Beschäftigungsart, die auch den Gebildeten dauernd fesseln kann und ihn fortwährend mit dem Arzte in Berührung bringt, der je nach den vielseitigen Bedürfnissen damit wechselt, das Pensum dosiert, Erlahmende aufmuntert und nötigenfalls mit gutem Beispiel vorangeht. Darauf wird von gebildeten Kranken mehr Wert gelegt, als daß sich der Arzt ihnen lediglich gesellschaftlich widmet und sogenannte Beschäftigungen heranzieht, deren Zwecklosigkeit den Kranken langweilt oder die mehr den Charakter einfacher Zerstreuungen tragen wie Malen, Zeichnen, Modellieren, Musik, Photographie, Turnspiele usw., womit nicht gesagt werden soll, daß das nicht als Aushilfe ebenfalls herangezogen werden muß und auch wird. Weit wertvoller erscheint in jeder Beziehung die reichlich vorhandene Gelegenheit zu körperlicher wirklicher Arbeit in frischer Luft." (BRESLER 1912, Bd. 1, S. 642-643).

Nach dieser ausführlichen Schilderung der Beschreibungen von "künstlerischen Werkstätten" in Privatanstalten und den ersten vorsichtigen Schlußfolgerungen daraus, seien an dieser Stelle einige bemerkenswerte Punkte in den Beschreibungen der Kliniken kurz zusammengefaßt: 1. Die Ausführungen über die technisch-ökonomische Organisation der Klinik nehmen regelmäßig, vor allem in öffentlichen Anstalten, breiten Raum ein. Sie schließen Schilderungen von technischen Details der Heizungsanlage, der Großküche, der Wäscherei etc., wie auch ausführliche Betriebskostenrechnungen u. ä. ein. 2. Betont wird durchgängig die Bedeutung der Arbeit der Insassen, sowohl für die ökonomische Absicherung der Anstalt - bei den Privatanstalten tritt dieses Motiv in den Hintergrund - als auch in ihrer Funktion als therapeutisches Medium. 3. Meist ist eine Rubrik "Zerstreuungsmöglichkeiten" beigefügt, unter der Festlichkeiten, Spiele, Spazierfahrten, Vorträge, Handarbeiten und ähnliches firmieren. Viele Anstalten weisen mit Stolz auf einen Festsaal hin. 4. Möglichkeiten einer künstlerischen oder kunsthandwerklichen Betätigung für die Patienten gibt es den Berichten zufolge fast ausschließlich in Privatanstalten für "gehobene Stände". Für die Einrichtung von "künstlerischen Werkstätten" gilt diese Feststellung, wie wir sahen, mit Ausnahme der Klinik von MARIE in Villejuif (Frankreich), deren genauere Rahmenbedingungen mir unbekannt sind, durchgehend. 5. Es konnte herausgearbeitet werden, daß der Nutzen der "künstlerischen Werkstätten" darin liegt, Ersatz zu bieten für die therapeutisch eigentlich indizierten Feld-, Garten-, Haus- und Werkstattarbeiten. Patienten der gehobenen Stände könne man leider zu solchen Arbeiten nicht heranziehen.

Ins Blickfeld gerät damit der Begriff der "Arbeitstherapie", dessen zeitgenössische Praxis und Theorie gemeinsam mit der Diskussion über den Nutzen der sogenannten "Zerstreuungen" in Abschnitt 3.2 angerissen werden soll. Entscheidend für die Einordnung dieser frühen "künstlerischen Werkstätten" in die psychiatrische Praxis ist andererseits die bis weit ins 20. Jahrhundert bestehende Diskrepanz zwischen den öffentlichen Irrenanstalten als Ort der Internierung der unfähigen Armen und den Privatanstalten für Wohlhabende, in denen die therapeutischen Ideale der Psychiater noch am ehesten verwirklicht werden konnten. Dazu werden in Abschnitt 3.3 einige Anmerkungen gemacht.

3.2 Deren Stellung zwischen Arbeitstherapie und "Zerstreuungen"

Wie im vorigen Kapitel ausgeführt, hatte die Vorstellung der Heilung des Irreseins durch Arbeit in der Psychiatrie des "Moral Treatment" eine entscheidende Bedeutung. Die Arbeit war dort, wie wir uns erinnern, angelegt als Gegenmittel zum schädlichen Einfluß des Müßiggangs. In der Praxis erscheint sie sehr früh in Deutschland als eine "pädagogisch-militärische und autoritative Administration der Vernunft". In ihrer krassesten Form wird sie bei HORN in der Charité in Berlin gleichberechtigt neben Exerzierübungen angewandt.[6] In der Anstaltspraxis entwickelte sie sich aufgrund des ständigen ökonomischen Drucks, unter dem die Anstalten das ganze 19. Jahrhundert durch stehen (vgl. u. a.

BRESLER 1912, HERTING 1924, KÖHLER 1977) und infolge ihrer ständigen, vor allem in der 2. Hälfte des Jahrhunderts sich verschärfenden Überfüllung, so daß meist auch gerade neu eingerichtete Anstalten nach kurzer Zeit überfüllt waren (vgl. dazu u.a. GROSS 1904, S. 771, GÜSE und SCHMACKE 1976, Bd. 1, S. 66ff., HERTING 1924, KASTNER 1977 passim, KÖHLER 1977, KREUSER 1902, S. 753 ff.), zu dem wohl wichtigsten therapeutischen Instrument. GRIESINGER warnt schon 1868 vor einer Fehlentwicklung, die bedingt sei durch das Überwiegen ökonomischer Gesichtspunkte.[7] 50 Jahre später scheint sich diesbezüglich wenig geändert zu haben: Die von BRESLER (1910-14) herausgegebenen Anstaltsbeschreibungen wie auch die von PANDY (1908) verfaßten Anstaltsbeschreibungen, um die beiden wichtigsten Autoren zu nennen, stellen diese ökonomischen Gesichtspunkte der Arbeitstherapie auf breitem Raum dar. Anderseits ist die unbestrittene Position einer ausgedehnten Arbeitstherapie - neben KRAEPELINS Klassifikation psychiatrischer Krankheiten - ein Grund für das international große Ansehen der deutschen Psychiatrie schon um die Jahrhundertwende (vgl. dazu u. a. FOX 1978, S. 61, sowie in der vorliegenden Arbeit Kapitel 6.1).

Der enge ökonomische Rahmen der öffentlichen Anstalten markiert auch die Grenze der "Zerstreuungen und Festlichkeiten". Einerseits fungieren sie als Aushängeschild humaner Irrenbehandlung, das in kaum einer Anstaltsbeschreibung fehlen darf. Die bei BRESLER dokumentierte Erstellung von Festsälen in den meisten Krankenhäusern weist häufig auch auf deren Repräsentationswert hin. Anderseits werden immer Bedenken geäußert, daß viele der Kranken "... ein Übermaß solcher Dinge genossen (hätten) ... (und) in den genannten Vergnügungen erschöpfende Einflüsse enthalten sind." (ENGE 1912, S. 58), die der angestrebten Rückführung in ein moralisch geordnetes Leben entgegenstehen. Stattdessen vertritt ENGE, wie nicht anders zu erwarten, den Grundsatz: "Unter den psychischen Ableitungs- und Zerstreuungsmitteln steht oben an die Beschäftigung, eine gesunde, anregende, aber nicht anstrengende Arbeit." (ENGE 1912, S. 60).

Auf diesem Hintergrund erscheinen die vorwiegend kunsthandwerklich orientierten "Ateliers" der Zeit beinahe als ideale Synthese. Die Arbeit im "Atelier" stellt eine geregelte körperliche Tätigkeit dar, die gleichzeitig adäquate kulturelle Beschäftigung für die "gehobenen Stände" und Zerstreuung war. Ein solches Angebot vergrößerte zudem die Attraktivität einer Privatanstalt, indem es über die traditionellen therapeutischen Möglichkeiten hinausging. Es wird in Kapitel 6 zu zeigen sein, daß diese "künstlerischen Werkstätten" somit von ihren Enstehungsbedingungen, wie von ihrer Zielsetzung her, nicht mit denen der 30er Jahre vergleichbar sind. Es ist weder eine kontinuierliche zeitliche Entwicklung festzustellen, noch sind, wie schon eben gesagt, diese Werkstätten zu verstehen als frühe therapeutische Nutzbarmachung künstlerischer Techniken im Sinne einer "Gestaltungstherapie".

3.3 Der kontrastierende Kontext: Abriß psychiatrischer Praxis in Deutschland und in den USA im 19. Jahrhundert und in der ersten Hälfte des 20. Jahrhunderts.

Die Entwicklung der Anstaltspraxis, die die institutionelle Grundlage für die Phänomene, mit denen wir uns hier beschäftigen, bildet, kann in dieser Arbeit verständlicherweise nicht ausführlich dargestellt werden. Immerhin soll an dieser Stelle ein kurzer Abriß dieser Entwicklung in den USA und Deutschland im 19. Jahrhundert und in der 1. Hälfte des 20. Jahrhunderts gegeben werden.

Es gibt inzwischen eine ganze Reihe von Veröffentlichungen zur Herausbildung der Psychiatrie, ihrer gesellschaftlichen Funktion und ihrer institutionellen Praxis. Neben den schon Angeführten (CASTEL 1979, DÖRNER 1969, FOUCAULT 1978) sind in Deutschland vor allem BLASIUS (1980), GÜSE und SCHMACKE (1976) und KÖHLER (1977), in Amerika DEUTSCH (1949), BOCKOVEN (1972), ROTHMAN (1971 und 1980) zu nennen, sowie für die Situation in England PARRY-JONES (1972) und SCULL (1974). Um die Darstellung nicht unnötig aufzublähen, wird auf eine Erörterung der Situation in England und Frankreich verzichtet, zumal sich dort nach der Entstehung des "Moral Treatment" keine grundlegend andere Entwicklung als in Deutschland und Amerika ergab. Übereinstimmend werden von den Autoren eine ständige Überfüllung in den öffentlichen Anstalten, mangelnde finanzielle und therapeutische Möglichkeiten und aus heutiger Sicht meist menschenunwürdige Zustände geschildert. Die sehr interessanten Zusammenhänge zwischen den ökonomischen und ideologischen Veränderungen in der Gesellschaft und der Herausbildung der Psychiatrie als Gebiet der Heilkunde einerseits und als Instrument staatlicher und sozialer Kontrolle andererseits können hier nicht dargestellt werden. Sie sind bei den genannten Autoren nachzulesen.

Zur konkreten Entwicklung der psychiatrischen Praxis in den deutschen Anstalten liegt bisher leider noch keine umfassende Untersuchung vor, wie sie DEUTSCH für die amerikanischen Verhältnisse machte. Die meisten deutschen Arbeiten befassen sich stärker mit der Theoriegeschichte in ihren Bezügen zur gesellschaftlich-ökonomischen Situation.

Die Theorie des "Moral Treatment" fand sehr früh in REILS "Rhapsodien über die Anwendung der psychischen Curmethode auf Geisteszerrüttungen" (REIL 1803) Eingang in die akademische Diskussion, wohingegen ein nennenswerter Einfluß auf die Praxis erst in der zweiten Hälfte des 19. Jahrhunderts zu verzeichnen ist[8]. DÖRNER kommt zu dem Schluß, daß die deutsche Psychiatrie bis weit in den Vormärz hinein mehr "... von philosophischer Spekulation als von Bedürfnissen der Irren geprägt ..." (DÖRNER 1969, S. 291) gewesen sei. So seien 1821 nach NASSE lediglich ein Sechstel der Irren von Ärzten behandelt worden, die große Mehrzahl, sofern sie nicht zuhause versorgt wurden, weiter in Zucht- und Armenhäusern untergebracht gewesen. In der Praxis trat nach DÖRNER anstelle des Versuchs der Verinnerlichung gesellschaftlicher Normen im "Moral

Treatment" vorwiegend äußere Disziplin zur Unterwerfung der Irren unter die sittliche Pflicht. Extremer Vertreter dieser Richtung ist HORN, der in der Charité in Berlin einen militärisch exakt verplanten Tageslauf anfüllte mit - wie schon erwähnt wurde - Ausführung sinnloser Arbeiten, Exerzierübungen und ähnlichem.

GRIESINGER wendet sich in seinem 1868/69 erschienenen Aufsatz "Über Irrenanstalten und deren Weiterentwicklung in Deutschland" gegen diese Auffassung und schlägt angesichts der Mängel des bisherigen Systems und des Anschwellens der Zahlen eine Umstrukturierung der Versorgung mit Aufbau von Akutkrankenhäusern, teilstationärer Betreuung und Nachsorgeeinrichtungen in den Städten vor. Er geht sogar so weit, die Aufnahme von Geisteskranken in gewöhnlichen Hospitälern zu fordern[9]. Gleichzeitig geht es ihm um eine Reform der Langzeitpflegeanstalten, deren Begrenzung auf maximal 600 Patienten und die Flexibilisierung ihrer Versorgungsangebote durch Aufbau "agricoler Colonien" und einer "familialen Verpflegung". Auch von GRIESINGER wird besonderer Wert auf eine "wohl organisierte, mannigfaltige Arbeit" gelegt (GRIESINGER 1868/69, S. 33).

Praktisch keine dieser Forderungen wurde in die Realität umgesetzt. Ab den 60er Jahren wurde in Deutschland der Neubau von Anstalten vorangetrieben[10]; es entstanden möglichst billig zu erstellende und kostengünstig zu betreibende Mammutanstalten auf der grünen Wiese, die zudem jeweils schon bei der Eröffnung wieder hoffnungslos überfüllt waren. So verwundert es kaum, daß "... nicht therapeutische, sondern architektonische, administrative, hygienische, Ernährungsprobleme ... im Zentrum der professionellen Diskussion über die Anstalten" (KÖHLER 1977, S. 168) stehen. Therapeutisch macht sich nach und nach ziemliche Resignation breit, vom Repertoire des "Moral Treatment" bleibt nur die Orientierung auf das Landleben und die Beschäftigung der Arbeitsfähigen, deren Beiträge zur Finanzierung der Anstalten mit herangezogen wurden (vgl. u.a. BRESLER 1910/12, 1914, PANDY 1908). Der Ausbau der Beschäftigung zur Arbeitstherapie wurde vor allem auch im Ausland als eine der nachahmenswerten Errungenschaften der deutschen Psychiatrie angesehen.

Fügen wir noch die Hinwendung zur Diagnostik und die Wiederaufnahme von Vorstellungen, die die Psychiatrie vor allem als Garanten der öffentlichen Ordnung sehen, hinzu, so ist damit die Position KRAEPELINS umschrieben: Entwicklung der deskriptiven Psychiatrie auf der einen Seite, fatalistische Prognose und therapeutischer Nihilismus andererseits (Vergl. GÜSE und SCHMACKE 1976, Bd. 2, T.II, Kap. 2, wie auch REDLICH und FREEDMAN 1976, S. 74 und BLASIUS 1980, v. a. S. 90-110). Aufgabe der psychiatrischen Praxis ist vor allem die Sicherung der Gesellschaft vor den Folgen der konkreten Handlungen und der schlechten Erbanlagen der Geisteskranken. Das "Gesetz zur Verhütung erbkranken Nachwuchses" (erlassen am 14. 7. 1933) und der Massenmord an Geisteskranken im Dritten Reich führen diese Position bis zur letzten Konsequenz. Soviel zum institutionsgeschichtlichen Hintergrund in Deutschland.

Albert DEUTSCH veröffentlichte 1937 ein Buch über die Geschichte der Behandlung psychiatrischer Patienten in den USA (im folgenden zitiert nach der 2. Aufl. 1949), das einen sehr fundierten Überblick über die dortige Entwicklung gibt. DEUTSCH berichtet, daß zwar schon zu Anfang des 19. Jahrhunderts in den USA einige wenige öffentliche "Mental Hospitals" eingerichtet wurden, die jedoch zunächst als öffentliche Asyle für Arme eher eine Zwitterstellung zwischen Gefängnis und Krankenhaus eingenommen hätten. "Moral Treatment" wurde in Privatanstalten für die Mittelklasse angewandt. Die meisten armen Irren wurden jedoch (wie übrigens auch in Europa, M. G.) in den wesentlich billigeren, überfüllten Armenhäusern unter sehr schlechten Bedingungen gehalten; eine Situation, die bis zum Ende des 19. Jahrhunderts, ja teilweise bis ins 20. Jahrhundert anhielt. Dies trotz wiederholter Versuche, die Situation zu verändern: In den 30er und 40er Jahren wurden viele neue Anstalten gegründet, jedoch hätten Einsparungen von Kosten dabei immer absoluten Vorrang gehabt.[11] Es wird zwar immer wieder für neuere und bessere Staatshospitäler gekämpft, jedoch sind die Ergebnisse entmutigend, da die Zustände im Inneren, selbst wenn neue Krankenhäuser eingerichtet werden, durch Dreck, Unordnung und Überfüllung gekennzeichnet sind. Eine Behandlung findet in der Regel nicht statt, es gibt meist auch keine ausgebildeten Psychiater in diesen "State Hospitals". Es ist hier nicht der Ort, die Details der Entwicklung im 19. Jahrhundert nachzuzeichnen, die ständigen Versuche der lokalen und Landesbehörden, Kosten gegenseitig abzuwälzen und zu möglichst billigen Lösungen zu kommen, so daß anstelle einer Behandlung die Internierung das herrschende Prinzip war. Dies ist bei DEUTSCH in aller Ausführlichkeit sehr übersichtlich dargelegt.

Punktuelle Änderungen ergaben sich erst um die Jahrhundertwende und danach mit dem Entstehen von "Extramural Treatment", "After-Care Movement", "Mental Hygiene Movement" und den daraus sich entwickelnden "Psychopathic Hospitals", "Child Guidance Movement" und "Occupational Therapy". Im Zuge des "Mental Hygiene Movement" wird eine individualisierende, intensive Therapie und eine möglichst schnelle Wiedereingliederung ins soziale Feld angestrebt. Die dazu eingerichteten "Psychopathic Hospitals" - das erste wird 1909 in Ann Arbour errichtet - erreichen weder von ihrer Zahl her - nach ROTHMAN (1980) gibt es bis zum 2. Weltkrieg in ganz USA nicht mehr als ein Dutzend - noch bezüglich ihrer tatsächlichen Möglichkeiten das angestrebte Ziel. Sie werden angesichts mangelnder Zuwendungen binnen kurzem zu diagnostischen Anhängseln der "State Hospitals" oder wie das New York Psychiatric Institute zu hochselektierenden Einrichtungen ohne größere Bedeutung für die Versorgung der Gesamtbevölkerung. Analoges geschieht mit der überall verbreiteten "Occupational Therapy", die angesichts fehlender Mittel zur Arbeit für den Bedarf der Institution verkommt. Dies veranlaßt ROTHMAN zu der bitteren Bemerkung, daß die Krankenhäuser im frühen 20. Jahrhundert mit ihren Produktionsraten wetteiferten, so wie sie das im frühen 19. Jahrhundert mit hohen Heilungsraten getan hätten (ROTHMAN 1980, S. 347).

So kommt DEUTSCH zu dem Schluß, daß es zumindest bis nach dem 2. Weltkrieg nur die privaten psychiatrischen Kliniken sind, in denen "... intensive individualisierende Behandlung möglich ist."[12] Von einer Rundreise nach Kriegsende 1945 schildert DEUTSCH, daß körperliche Züchtigung, ausgedehnte Fixierung und eine unglaubliche Überfüllung die staatlichen Hospitäler kennzeichnen und fährt fort: "Kein Krankenhaus erfüllte alle Mindestbedingungen für den angemessenen Betrieb, die 20 Jahre vorher von der American Psychiatric Association aufgestellt worden waren."[13] Und an anderer Stelle schreibt er merklich erschüttert über diese Reise: "Auf einigen Stationen gab es Szenen, die mit dem Schrecken der Nazi-Konzentrationslager zu vergleichen waren - hunderte von nackten Geisteskranken, zusammengepfercht in hohe, schuppenähnliche, dreckstarrende Stationen in allen Graden der Verwahrlosung, vernachlässigt und nicht behandelt, beraubt jedes Kleidungsstückes menschlicher Herkunft, viele in halbverhungertem Zustand."[14]

BOCKOVEN äußert 1972, daß die Irrenhäuser in den USA bis heute als mehr oder weniger effiziente Industriebetriebe angesehen würden und sagt weiter: "99% der psychisch Kranken in Amerika erhalten nichts anderes als Überwachung niedrigen Standards."[15]

Anmerkungen

[1] Die ausgewertete Literatur umfaßt im wesentlichen folgende Titel: BEYER (1929), BRESLER (1910/12), BRESLER (1914), DIETZ (1902), DIETZ (1903), ERLENMEYER (1927), GROHMANN (1889), GROSS (1904), HERTING (1924), HERTING (1929), KASTNER (1977), KELLNER (1929), KREUSER (1902), LAEHR (1907), LAEHR (1937), MORENO (1937), PANDY (1908), RUMBAUT (1975), SCHULTE (1929).

[2] "... im oberen Stockwerke ist der Tanzsaal, welcher zugleich für Theatervorstellungen dient und seitlich mit Drawing Rooms verbunden ist." (PANDY 1908, S. 123).

[3] Privatanstalt Schweizerhof zu Zehlendorf bei Berlin: "Im ganzen aber beschränkt sich die Tätigkeit auf Handarbeit und Lesen, wozu bei einzelnen Musizieren, Zeichnen und Malen kommt." (BRESLER 1910/12, Bd. 1, S. 666).

[4] Dedichens Privatanstalt in Ostre Aker bei Kristiania; "On occupe des malades à toutes sortes de traveaux manuels: reliève, essais artistiques et en été au travail des champs, jardinage et agriculture." In deutscher Übersetzung: "Man beschäftigt Kranke mit allerlei manuellen Arbeiten: Buchbinden, künstlerische Versuche und im Sommer mit Feld-, Garten- und landwirtschaftlicher Arbeit." (BRESLER 1914, S. 248.)

[5] Der Vollständigkeit halber sei noch erwähnt, daß in Klosterneuburg bei Wien kunsthandwerkliche "... Metall- und Elfenbeinarbeiten, Schmucksachen und Stiche hergestellt ..." wurden (PANDY 1908, S. 414).

[6] DÖRNER (1969), S. 280. HORN ließ beispielsweise in therapeutischer Absicht Kolonnen von Irren Gräben ausheben, um sie wieder von denselben Kolonnen zuschütten zu lassen.

[7] So äußert er u. a. in seinem Lehrbuch: "Wenn aber einerseits die Kranken von einem unsteten Durchprobieren aller möglichen Beschäftigungsarten abzuhalten sind, so ist noch mehr jeder Charakter eines fabrikmäßigen oder gar eines bloß die pekuniären

Vorteile der Anstalt berücksichtigenden Geschäftsbetriebs fernezuhalten. Die Genesung oder Besserung der Kranken muß die einzige Rücksicht der Arbeit sein." (GRIESINGER 1867, S. 501).

[8] Spät erst, in den 40er Jahren, erfolgt eine erste große Gründungswelle von Irrenanstalten in Deutschland, wobei weiterhin im Vordergrund des öffentlichen Interesses die Gefährlichkeit der Irren und ihre sichere Verwahrung steht. Auf die Unterschiede zwischen den an Frankreich orientierten südwestdeutschen Staaten, wo diese erste Gründungswelle schon etwas früher stattfindet, und der Anstaltspraxis und psychiatrischen Theorie in Preußen kann hier nicht weiter eingegangen werden.

[9] "Also - ein großer Teil der Geisteskranken, sowohl die acuten, als viele schwere chronische, veraltete Fälle können und sollen daher auf Abtheilungen gewöhnlicher Hospitäler, oder doch in Einrichtungen, die den Charakter und die Einrichtung der modernen 'Irrenanstalten' nicht zu haben brauchen, aufs beste verpflegt werden." (GRIESINGER 1868/69, S. 24).

[10] Die Zahl der öffentlichen Anstalten nahm von 1880 bis 1913 von 105 auf 226 zu, die der psychiatrischen Betten stieg aufgrund der zunehmenden Größe der Anstalten noch wesentlich stärker von 1877 bis 1913 von 7,2/10.000 Einwohner auf 24,6/10.000 Einwohner. Quelle dafür ist Oswald BUMKE (Hrsg.), Handwörterbuch der psychischen Hygiene, Berlin 1931, S. 93, hier zitiert nach GÜSE und SCHMACKE (1976), Bd. 1, S.8.

[11] "Beeing intended for the poorer classes, it was unwisely concluded that every subordinate object might be disregarded provided the principal one - the custody of the patient - were secured.", schreibt Isaac RAY 1854 in der North American Revue, zitiert nach DEUTSCH (1949), S. 143. Die deutsche Übersetzung lautet: "Da sie für die ärmeren Klassen sein sollten (die Mental Hospitals, M. G.) wurde unklugerweise beschlossen, daß jedes untergeordnete Ziel mißachtet werden könnte, vorausgesetzt, das Hauptziel - die Überwachung des Patienten - wäre gesichert." Vgl. dazu auch BOCKOVEN (1972), S. 40.

[12] " ... intensive individualized treatment is possible." (DEUTSCH 1949, S. 492).

[13] "No state hospital met all the minimum standards for adequate operation established twenty years earlier by the American Psychiatric Association." (DEUTSCH 1949, S. 450).

[14] "In some of the wards there were scenes that rivaled the horrors of the Nazi concentration camps - hundreds of naked mental patients herded into huge, barnlike, filth infested wards, in all degrees of deterioriation, untended and untreated, stripped of every vestige of human decency, many in stages of semi starvation." (DEUTSCH 1949, S. 449).

[15] "99 % of the mentally ill in America receive nothing more than custodial care of low standard." (BOCKOVEN 1972, S. 112).

4 Von der diagnostischen Funktion der "Irrenzeichnungen" zur Psychopathologie der Gestaltung

4.1 Die "Kunst der Irren" und ihre "diagnostische Verwertbarkeit"

Erstmals beschäftigte sich TARDIEU in seiner 1872 veröffentlichten gerichtsmedizinischen Studie mit der diagnostischen Verwertbarkeit der Zeichnungen von "Geisteskranken". Ausgehend von schriftlichen Äußerungen erwähnt er die Zeichnungen nur nebenbei: "Obwohl bisher nur die Schriften von Verrückten Beachtung gefunden haben, scheue ich mich nicht zu erwähnen, daß man oft ein wirkliches Interesse fände, die Zeichnungen und Malereien der Geisteskranken zu untersuchen. Selbst wenn man sich in Gedanken oder durch freies Gehenlassen der Phantasie die unmöglichsten Dinge vorstellen würde, so könnte man doch niemals die Art von Wahnwelt erreichen, die durch die Hand eines Verrückten auf dem Papier entsteht. Das sind wirklich Schöpfungen, die uns schwindlig werden lassen wie durch einen Alpdruck. Ich hatte während langen Jahren einen Irren vor meinen Augen, der nie das geringste Talent besaß, aber sein Leben mit Malen verbrachte. Ich habe mehr als 500 solcher Bilder gesehen, einige von großer Dimension, worin die tollsten Farbkombinationen, grüne oder scharlachrote Köpfe, gelbe Himmel, unmögliche Proportionen, ungewohnte Lichteffekte, Monstren, phantastische Tiere, entfremdete Landschaften, unbekannte Architekturen, höllische Flammen, und in unnachahmlichen Formen ganz unbeschreibliche Träume verwirklichten. Der Mannigfaltigkeit dieser Bilder entsprach die Fruchtbarkeit ihres Autors, der von einer kompletten und bestens charakterisierten chronischen Verrücktheit befallen war." (TARDIEU 1872, zit. nach BADER und NAVRATIL 1976, S. 15).[1] Beigefügt ist dem Werk eine Zeichnung dieses Patienten und sein Kommentar zu der Zeichnung.

SIMON bezieht sich vier Jahre später auf diese Arbeit, indem er schreibt: "In dem Werk von Herrn Tardieu, auf das ich zu sprechen komme, trägt dieser Autor zutreffenderweise vor, daß ein Geisteskranker im allgemeinen nicht wie ein Gesunder zeichnet; an diesem Punkt hat der gelehrte Professor Halt gemacht. Ich hoffe, in dieser Arbeit zeigen zu können, daß es möglich ist weiterzugehen und daß die Untersuchung einer Zeichnung häufig erkennen läßt, ob sie von einem Melancholiker, einem Dementen etc. stammt."[2] Schon hier begegnet uns also der Versuch, aus den Zeichnungen differentialdiagnostische Schlüsse zu gewinnen. Der Wert dieser Zeichnungen mißt sich für SIMON am Erkenntniswert, den sie für Mediziner und Psychologen haben. Dagegen schätzt er sie vom ästhetischen Standpunkt aus als absolut bedeutungslos ein; sie seien gekennzeichnet durch bizarre Darstellungsweise und Farbwahl, sowie Symbolik, und es werde "... keine Komposition oder perspektivische Darstellung beabsichtigt."³ SIMON stellt immer wieder die enge Beziehung der Zeichnungen zum Wahn der Patienten dar, betont, daß ihr Charakter darin bestehe, lediglich bildlicher Ausdruck des Wahns zu sein. In seinem Artikel von 1888 "Les Écrits et les Dessins des Aliénés", der im wesentlichen eine Neuzusammenstellung der Veröffentlichung von 1876 darstellt, wird darüber hinaus erstmals auf die Parallelität zwischen sonstigen Äußerungen und den Zeichnungen hingewiesen.⁴

Auch für LOMBROSO und DU CAMP, die sich auf SIMON und TARDIEU beziehen, spiegeln die Zeichnungen der Patienten deren Wahn. Aus einer Übersicht über 95 Patienten mit "künstlerischer Neigung" versuchen die Autoren die Haupteigenschaften künstlerischen Schaffens bei psychisch Kranken herauszuarbeiten, wobei sie im wesentlichen ähnliche Kategorien wie SIMON bilden. Wichtig erscheint mir jedoch ein Gedanke zu sein, der schon in der Wahl des Titels anklingt: "L'arte nei pazzi" - Die Kunst bei den Verrückten (LOMBROSO und DU CAMP 1880). Entsprechend heißt es unter Punkt 2 der Charakteristika dieser künstlerischen Produktionen: "Und die Krankheit entwickelt häufig in den Individuen, bei denen wenig davon vorhanden war, die Originalität der Erfindungsgabe, die uns aus vielen Werken der Verrückten entgegentritt."⁵ Und an anderer Stelle wird zur Begründung dieser Entwicklung zur Originalität ausgeführt: "Die Phantasie ergreift umsomehr das Gehirn, je weniger die Vernunft regiert, die, indem sie die Halluzinationen und die Illusionen unterdrückt, den normalen Menschen von einer wahren künstlerischen Quelle abschneidet."⁶ Damit sind die beiden grundlegenden Herangehensweisen an diese Produktionen, die die weitere Diskussion beherrschen, genannt: Das diagnostische und differentialdiagnostische Interesse einerseits und das mehr erkenntnistheoretische Interesse an der vermuteten Freisetzung (elementarer) kreativer Fähigkeiten durch die Krankheit andererseits.⁷

Was bei SIMON und LOMBROSO erst im Ansatz festzustellen ist, wird, wie wir zeigen werden, bei den späteren Autoren noch deutlicher sichtbar. Eine abwertende Grundhaltung gegenüber dem negativ Krankhaften, wie sie BADER (1976, S. 17) MOHR attestiert und eine positive Beurteilung der künstlerischen Leistung, wie sie PRINZHORN (1919, S. 311-312) bei RÉJA lobt, stehen einander gegenüber. Um aber die beiden Positionen zugrundeliegende Übereinstimmung, die bei PRINZHORN ihre paradigmatische Formulierung findet, klarer herauszuarbeiten, ist zunächst ein Überblick über die weiteren Veröffentlichungen zum Thema zu gewinnen.

MORSELLI stellt 1881 ausführlich die Kunstschnitzereien eines Patienten vor, die er als "Ideografia simbolica" (Symbolische Niederschrift von Ideen) ansieht. Er sieht ihren hauptsächlichen Wert für die Psychologie der Krankheit darin, daß sein Patient in langer und geduldiger Arbeit dazu gekommen war, "... dort seinen ganzen Wahn auszudrücken und damit seine ganzen krankhaften Vorstellungen objektiv darzustellen."⁸

KIERNAN kommt in seinem ausführlichen Artikel über die "Kunst der Geisteskranken" zu dem Schluß: "In der Kunst wie in der Literatur der Irren ist als bewiesen anzusehen, daß der Wahnsinn den Genius verdirbt und nicht hervorbringt."[9] Trotz seines LOMBROSOS Ergebnissen entgegengesetzten Schlusses führt er diesen als Kronzeugen an, wenn es darum geht, Symbolismus, ornamentale Tendenzen, Genauigkeit anzuführen als "... Beweis für die Rückwendung zu primitiver Kunst. Zusätzlich kommt zu diesen rückwärts gewandten Tendenzen oft ein totales Fehlen der Perspektive, während es klar ist, daß es dem Künstler nicht an schöpferischen Fähigkeiten fehlt und er sofort als wahrer Künstler, ausgebildet in China oder dem alten Ägypten, angesehen werden könnte."[10] Wie aber, so fragt man sich, kommt es dann doch zu wahren künstlerischen Leistungen der Irren? Das Zauberwort für KIERNAN ist, wie für viele andere Autoren, der schon von dem sonst häufig nicht sehr kritischen LOMBROSO als fragwürdig empfundene Begriff des "Atavismus"[11]: "Atavistische Tendenzen erklären das Auftauchen künstlerischer Fähigkeiten in der Geisteskrankheit als Resultat einer konservativen Tendenz, die sich mit der Krankheit im Kampf befindet."[12] Indem die stilgeschichtliche Entwicklung der Kunst als phylogenetischer Prozeß angesehen wird und andererseits die Geisteskrankheit als Rückbildungsform der Ontogenese betrachtet wird, kommt es zu der absurden Gleichsetzung antiker und mittelalterlicher Kunst mit Bildern von Patienten, wie sie beispielsweise in der Erörterung von Eigentümlichkeiten in der Farbgebung erfolgt: "Es sollte hier die Tatsache in Erinnerung gerufen werden, daß der Sinn für Farben und ihre Kontraste bei frühen Rassen defizitär war. Sogar eine so hoch entwickelte Rasse wie die Griechen zeigte deutliche Defizite. Antike und mittelalterliche Kunst zeigt dieselben Eigentümlichkeiten und sie tauchen als Atavismus bei den Geisteskranken wieder auf."[13]

Die gesellschaftlich-historische Entwicklung der Kunst der letzten 2000 Jahre wird dabei fälschlicherweise als biologische Entwicklung dargestellt. Ein psychischer Prozeß, der durchaus zutreffend im Sinne einer Regression charakterisiert wird, wird somit deutbar im Sinne einer universellen Gleichsetzung von Phylogenese und Ontogenese im historisch-sozialen und biologischen Bereich. Impliziter Bezugspunkt ist für KIERNAN dabei das in der Renaissance gefundene System klassischer Regeln, dem gegenüber jede Abweichung als noch nicht entwickelt oder als atavistische Rückkehr zu den Instinkten angesehen wird.[14] Dies ist meines Erachtens der Kern, der von sehr vielen Autoren vorgenommenen Gleichsetzung so verschiedener Erscheinungen, wie der Kunst der Geisteskranken, der "Primitiven", der Kinder, bis hin zu mittelalterlicher, ägyptischer und indischer Kunst, oder auch zu Expressionismus, Dada und Surrealismus, um nur die beliebtesten zu nennen.[15]

HOSPITAL (1893) hebt in seiner Fallstudie auf die zerstörerischen Auswirkungen der Geisteskrankheit auf die künstlerischen Fähigkeiten ab. HRDLICKA geht es in seinem 1899 erschienenen Artikel vor allem um die Möglichkeit, die intimsten Ideen und den Wahn der Patienten mit Hilfe der Zeichnungen studieren zu können, die auf anderem Wege nur sehr schwer zugänglich wären. Wichtig ist ihm dabei, daß die künstlerischen Äußerungen vollkommen spontan erfolgen. Das geisteskranke Genie verweist er in den Bereich der Legenden. ROGUES DE FURSAC widmet in seinem Buch "Les Écrits et le Dessins dans les Maladies Nerveuses et Mentales" (1905) einen reich bebilderten, kurzen Abschnitt den Zeichnungen, deren Wert er in der direkten Übersetzung der krankhaften Strebungen und Vorstellungen in die "Bilderschrift" sieht. Die Inkohärenz der Schizophrenen manifestiere sich nicht nur in den ausgedrückten Ideen, "... sondern auch in der materiellen Ausführung der Zeichnung, vor allem in der Perspektive und in den Proportionen."[16] Also auch hier begegnen uns das Fehlen der Perspektive und die im Sinne einer naturgetreuen Abbildung falschen Proportionen als entscheidende Merkmale wieder, die die Produktionen vom klassischen Kanon abheben und damit als "schizophrene" kennzeichnen.

Grundlegendes Werk "Über die Zeichnungen von Geisteskranken und ihre diagnostische Verwertbarkeit" ist Fritz MOHRS gleichnamige Veröffentlichung (1906). MOHR ordnet die Zeichnungen in das große Gebiet der Ausdrucksbewegungen ein und möchte, anschließend an LEVINSTEINS Untersuchungen der Kinderzeichnungen, aus den Zeichnungen der Geisteskranken diagnostische Aufschlüsse gewinnen. Zu diesem Zweck entwickelt MOHR eine Methode, durch Nachzeichnenlassen einfacher Figuren auf einem " ... sozusagen experimentellen Wege möglichst einfache oder doch möglichst klar deutbare zeichnerische Reaktionen zu bekommen ..." (MOHR 1906, S. 105). Sie soll dazu dienen, die wesentlich komplizierteren Spontanzeichnungen, die er als "... wichtigste, unmittelbare Quelle ..." (MOHR 1906, S. 104) ansieht, in ihre Komponenten zu zerlegen und zu analysieren.

Uns soll MOHRS Methode hier nur am Rande interessieren. Entscheidend ist das breite diagnostische Interesse, das MOHR mit den Zeichnungen verbindet: "Das Nachzeichnen ermöglicht einen tieferen Einblick in die Mechanik der Willens- und motorischen Impulse, läßt uns so eine Anzahl von katatonischen Symptomen in ihre Komponenten zerlegen, verdeutlicht den Unterschied zwischen Willenshemmung und Willenssperrung, zwischen der assoziativen Tätigkeit bei manischen und katatonischen Erregungszuständen, bei akuter Verwirrtheit und epileptischen Dämmerzuständen, hilft vielleicht auch, die Unterschiede zwischen dem erworbenen Schwachsinn bei Epilepsie, Dementia praecox, Paralyse und den angeborenen Schwachsinnsformen in der einen oder anderen Hinsicht festzustellen und vermag so unter Umständen die Differentialdiagnose zu erleichtern, namentlich, wenn die Kranken mit anderen Äußerungen sehr spärlich sind. Die Zeichnungen von Halluzinationen können uns manchmal deren Inhalt und Art klarer machen; die Reaktionen auf vorgewiesene Bilder, die Zeichnungen auf Aufforderung werden unter Umständen zur Aufdeckung von Wahnideen, zur Enthüllung der Gemütsverfassung, zur Auslösung von Illusionen und Halluzinationen führen, die Inkongruenz zwischen Wollen und Können zur Feststellung des Schwachsinns oder Größenwahns." (MOHR 1906, S. 137). In den Spontanzeichnungen "... wird die Dissoziation des Vorstellungsverlaufs, die

Dissoziation zwischen Thymo- und Noopsyche in einer charakteristischen Weise sozusagen bildlich dargestellt, Wahnideen, Halluzinationen, Erregungszustände sexueller und sonstiger Art, Anomalien der Stimmungslage, Schwachsinn in seinen verschiedenen Formen finden darin nicht ganz selten deutlichen Ausdruck, Personenverkennungen, Illusionen werden dadurch unter Umständen erklärt oder der Erklärung nähergebracht." (MOHR 1906, S. 137).[17]

MOHR faßt die Vorteile seiner Untersuchungsmethode folgendermaßen zusammen: "Wie es eigentlich im Anschauungsleben des Geisteskranken aussieht, davon vermögen wir uns ja bisher absolut keine klare Vorstellung zu machen. Zeichnungen und andere ähnliche Produkte können uns da den großen Dienst erweisen, da sie uns einen gewissen *direkten Einblick in die Psyche* (Hervorhebung M. G.) geben." (MOHR 1908, S. 299).

Dem weiter oben angeschnittenen Gegensatz von eher diagnostischem und eher künstlerischem Interesse folgend, ist das ein Jahr nach MOHRS erstem Artikel erschienene Buch RÉJAS "L'art chez les fous" (1907, zit. im folgenden nach der 2. Aufl. 1908) als der Kontrapunkt zu MOHRS diagnostischem Interesse zu betrachten. Die Worte, mit denen PRINZHORN diese Arbeit charakterisiert, erscheinen mir zutreffend: "Hier wird zum ersten (und überhaupt bisher einzigen) Male nicht von engem klinischem Gesichtspunkte ein Symptom verfolgt und auf diagnostische Verwertbarkeit geprüft, sondern das Phänomen, daß ein für das Leben verlorener Geisteskranker Werte von unbestreitbarer künstlerischer Qualität schaffen kann, deren Wirkung auf den Beschauer in allen wesentlichen Teilen der eines echten Kunstwerkes entspricht - dieses abgesehen von aller Psychiatrie erschütternde Phänomen ist Réja zum Bewußtsein gekommen und bestimmt seine Einstellung." (PRINZHORN 1919, S. 311-312).

RÉJA geht davon aus, daß gerade an diesen embryonalen Formen "... innere Bedingungen, die an der Auslösung einer künstlerischen Betätigung beteiligt sind ..." besonders zutage treten.[18] Die psychischen Bedingungen schöpferischen Arbeitens folgten einem analogen Mechanismus. Eine solche Tätigkeit manifestiere sich unter dem Kennzeichen einer besonderen Spontaneität und Unwiderstehlichkeit für die Betroffenen, die er mit dem Begriff Inspiration bezeichnet. Selbstverständlich fehlt auch bei RÉJA nicht die Analogie von Ontogenese und Phylogenese, die im Text mit reichlich eingestreuten Vergleichen ägyptischer Kunst, Kunst der "Primitiven" und Volkskunst und einem eigenen Kapitel über Zeichnungen von Kindern und Wilden belegt wird: "Wenn die Inspiration bei einem schon künstlerisch tätigen Subjekt wirkt, d.h. bei jemandem, der sich bereits eine Technik, ein Handwerk angeeignet hat, so gelingt es ihr, den Künstler über sich selbst zu erheben. Tritt sie bei einem ungeübten Subjekt auf, so schafft sie sich eine ihr gemäße Form und holt fast immer eine mehr oder weniger primitive Kunstart aus dunklen Tiefen. Man ist versucht zu sagen, solch improvisierte Künstler begännen auf eigene Rechnung nochmals den von der Menschheit durchschrittenen Weg. Die wichtigsten Eigenheiten, die wir an diesen Produktionen festgehalten haben, der Idealismus und der Symbolismus (auf unsere Art verstanden), finden sich in der Tat fühlbar in den embryonalen Formen des menschlichen Geistes wieder (bei Kindern, Wilden oder Primitiven.")[19]

Dieser "elementare Charakter" ist es, der es den Geisteskranken ermöglicht - im Gegensatz zu den Genies, die "... uns die Seinsweisen und Tendenzen des menschlichen Geistes in Schönheit offenbaren ..." - uns dieselben Einsichten in "... ihrem nackten Mechanismus mit der Ungeschicklichkeit ihrer Unbefangenheit ..."[20] zu enthüllen.

Elementarer Charakter und embryonale Form bringen die wahre Funktion der künstlerischen Aktivität ganz deutlich zum Erscheinen: "Das ist das große Hauptbuch, worin der gewissenhafte Kaufmann in einer ausdrucksgeladenen Kurzformel den jeweiligen Stand seiner Geschäfte festhält. Beim künstlerischen Bemühen handelt es sich um nichts anderes als um die Geschicklichkeit, die ins Werk gesetzt wird, um dieser Kurzformel eine intensive Ausdrucksqualität zu verleihen; doch bekommt das seinem Wesen nach konkrete und sich nur auf die Sensibilität richtende Kunstwerk gerade dadurch eine weit größere Tragweite als die rationalen, wissenschaftlichen Verfahren. Es ist direkt, es ist unmittelbar."[21]

Genau diese Unmittelbarkeit ist es, die bei aller Gegensätzlichkeit der Standpunkte und des Erkenntnisinteresses gleichermaßen RÉJA wie MOHR wichtig scheint: Letzterem erlaubt die Zeichnung, wie wir uns erinnern, einen "gewissen direkten Einblick in die Psyche", ihn interessiert dabei der "tiefe Einblick in die Mechanik der Willens- und motorischen Impulse". RÉJA interessierte der "nackte Mechanismus der Seinsweisen des menschlichen Geistes." Die diagnostisch orientierten Autoren wie MOHR, die dazu tendieren, die Zeichnungen als Symptome negativ zu bewerten, erhoffen sich aus der angenommenen Primitivität der Produktionen neue Erkenntnisse über das "Anschauungsleben der Geisteskranken", für RÉJA steht der positive Aspekt der Freisetzung elementarer kreativer Funktionen im Vordergrund, die - allgemeingültig für den Menschen schlechthin - an diesen "embryonalen Formen" der Kunst und des menschlichen Geistes unverfälscht studiert werden können.

Wir werden nach der Besprechung der Arbeit PRINZHORNS nochmals auf diese gegenüber dem "Moral Treatment" veränderte Bedeutung des Begriffes "Unmittelbarkeit" zurückkommen; festgehalten sei hier zunächst, daß die an die Kunst geknüpfte Vorstellung, sie sei unmittelbar, das heißt, in ihren wesentlichen Teilen nicht von außen vermittelt, sondern Entäußerung des Kerns der Persönlichkeit, oder bei angenommenem Zerfall der Persönlichkeit in der Psychose Entäußerung der erhaltenen psychischen Grundfunktionen, bzw. gegebenenfalls Ausdruck der hinzugekommenen psychischen Phänomene, daß also diese Vorstellung von der Unmittelbarkeit solcher künstlerischer Produktionen die Voraussetzung darstellt für den gezeigten diagnostischen und erkenntnistheoretischen Zugriff auf als a priorische gedachte psychische Elementarfunktionen.

Einen Schritt weiter gehen HAßMANN und ZINGERLE (1913), vor allem aber MORGENTHALER mit seiner bis dahin beispiellosen Monographie über Adolf

WÖLFLI (1921).²² HAßMAN und ZINGERLE bewegen sich bei ihrer Untersuchung über weite Strecken auf dem von MOHR vorbereiteten wissenschaftlichen Terrain. Von großem Interesse jedoch ist, daß die Autoren erstmals, sich vorsichtig auf BLEULER und FREUD stützend, versuchen, den Sinn der dargestellten Symbolik für den betreffenden Patienten zu erschließen. Sie äußern sich frappiert über die Ähnlichkeit mit Traumbildern und ziehen den Schluß, "... daß den anscheinend sinnlosen Darstellungen ein ganz bestimmter (symbolischer, und erst zu entschlüsselnder, M. G.) Sinn zugrunde liegt und daß dieselben eine merkwürdig lebhafte Phantasietätigkeit des Patienten erkennen lassen, die man hinter der lange dauernden Zerfahrenheit gar nicht mehr erwartet hätte." (HAßMANN und ZINGERLE 1913, S. 58).

Entscheidend an diesen heute selbstverständlich klingenden Äußerungen ist, daß sich hier das Interesse an den Zeichnungen nicht nur auf den Nachweis einer psychopathologischen Symptomatik oder die Herausarbeitung kreativer Grundfunktionen richtet, sondern die Produktionen dazu herangezogen werden, um diesen Patienten eigene "starke Sexualkomplexe" in ihren Inhalten zu verstehen.

MORGENTHALER veröffentlichte 1921 nach 2 Artikeln zum Problem (1918, 1919), die nicht wesentlich über das Vorhandene hinausführen, seine Monographie über Adolf WÖLFLI. Es geht MORGENTHALER mit seinem Buch zunächst einmal darum, anhand der ausführlichen Beschreibung von WÖLFLIS Leben und Werk einen Beitrag zur Kunstpsychologie zu leisten. Er sieht gleichzeitig - vorsichtig zurückgreifend auf FREUD und JUNG - die Möglichkeit einer inhaltlichen Entschlüsselung und Analyse der individuellen Persönlichkeit WÖLFLIS. Charakteristisch ist jedoch auch für MORGENTHALER der Rückgriff auf die Ursprünglichkeit, die aus der angeblichen Zerstörung der Persönlichkeit in der Psychose entsteht. Herangezogen werden dazu Begriffe wie "urtümliche Bilder" (BURKHARDT), "ursprüngliches Fühldenken" (JUNG) oder gar "der Weltinstinkt, die Welthorme" (v. MONAKOW), (MORGENTHALER 1921, S. 84). So fehlt auch nicht "das Primitive (Infantiles, Archaisches und ethnographisch Primitives)" (MORGENTHALER 1921, S. 79) als Charakteristikum von WÖLFLIS Kunst.

Eine Zusammenfassung gibt MORGENTHALER unter dem Abschnitt "Wölfli und die Modernen". Die Modernen seien bestrebt, "... auf gewisse künstlerische Grundelemente zurückzukommen. Bei Wölfli aber sind durch einen Krankheitsprozeß, der die logischen und andere seelische Funktionen zerstört hat, solche Grundelemente zutage gefördert worden. Diese sind wohl roh und ungefüge, dafür aber umso ursprünglicher. Es liegen hier Teile von gewaltigen Grundpfeilern der Kunst bloß, von Grundpfeilern, die gewisse moderne Richtungen in ihren Abbaubestrebungen erst noch suchen." (MORGENTHALER 1921, S. 90). Folgerichtig zieht MORGENTHALER dann auch denn Schluß, WÖLFLI schaffe "... nicht nach einem bestimmten Ideal, sondern vollständig nach dem Instinkt." (MORGENTHALER 1921, S. 74). Die Ursprünglichkeit des Instinktes erscheint so als Quelle der Kunst, ihre Realisierung wird gleichzeitig "... geradezu eine Art Selbstbefreiung." (MORGENTHALER 1921, S. 73). Dies wird eine der zentralen

Argumentationsfiguren bei der therapeutischen Verwendung künstlerischer Aktivitäten sein. In MORGENTHALERS WÖLFLI-Monographie zeichnet sich sehr deutlich die Konvergenz ästhetischer und therapeutischer Sichtweisen ab, wie wir sie als Voraussetzung einer späteren therapeutischen Nutzbarmachung der Gestaltung ansehen. MORGENTHALER war bestens vertraut mit der Kunsttheorie der Zeit. Er zitiert in dieser Arbeit längere Passagen von WORRINGER, einem der wichtigsten frühen Theoretiker des Expressionismus, um abschließend zu äußern: "... wie wenn Worringer unseren Kranken als Vorbild vor sich gehabt hätte." (MORGENTHALER 1921, S. 80). Wortfall und Charakterisierung der künstlerischen Produktion, wie in Ausschnitten oben zitiert, erinnern sehr an WORRINGERS Ausführungen[23], wie auch als eine wichtige Funktion der Kunst die Entladung schwerer seelischer Spannungen im Gestaltungsprozeß hier wie dort beschrieben wird (vgl. dazu auch Kap. 4.3).

4.2 PRINZHORNS Bildnerei der Geisteskranken

PRINZHORNS 1922 erschienenes Buch "Bildnerei der Geisteskranken" gilt bis heute als grundlegendes Werk zum Thema. Schon im Untertitel macht der Kunsthistoriker und Psychiater PRINZHORN deutlich, welche Ausrichtung sein Interesse hat: "Ein Beitrag zur Psychologie und Psychopathologie der Gestaltung." Ausführlich beschreibt er seinen Standpunkt in einer Anmerkung: "Eine Neuorientierung aller Schizophreniefragen ist gegenwärtig im Fluß. Auf der einen Seite stehen die Bemühungen, möglichst viele Verhaltensweisen der Kranken psychologisch zu erfassen, wobei man sich in steigendem Maße der vergleichenden Betrachtung bedient. Man lernt also die früher kurzweg als Krankheitssymptome aufgefassten Erscheinungen durch Vergleich mit ähnlichen Verhaltensweisen der Primitiven, der Kinder und der Erwachsenen (besonders bei ungewöhnlichen Anlagen, ganz allgemein gesagt, und in Ausnahmezuständen) großenteils ganz gut verstehen. Das heißt man gelangt dazu, die seelischen Bedingungen aufzuzeigen, die für eine bestimmte Verhaltensweise gegeben sein müssen, wobei man zugleich die eigene Fähigkeit weiterbildet, Einstellungen anzunehmen, die aus unserer rationalen, zweckhaft gerichteten Denkweise durch die zivilisatorische Entwicklung planmäßig ausgemerzt werden. Es ist klar, daß solche Bemühungen die Grenzen jedes Krankheitsbegriffes verwischen, da sie eben auf das Gemeinsame in allem seelischen Geschehen aus sind. Daher werden sie notwendig zu einer Auflösung der 'Krankheitsbilder' führen und drohen ständig in allgemeine humanitäre Tendenzen zu münden. - Dem stehen nun auf der anderen Seite die Bestrebungen gegenüber, wirkliche Krankheitsbilder sicher abzugrenzen, was streng genommen eben doch wohl nur aufgrund körperlicher Symptome angeht. In der Tat erscheint dann von diesem klinisch-systematischen Standpunkt aus die rein psychologische Forschung leicht als eine 'Verirrung'. Für unsere Probleme kam, nachdem wir erkannt hatten, daß die diagnostische und auch noch die psychopathologische Problemstellung unserem Material nicht gerecht zu werden vermöchten, nur die rein psychologische Untersuchung in Betracht." (PRINZHORN 1922a, S. 357-358).

PRINZHORN richtet also sein Interesse nicht auf mögliche psychiatrisch-diagnostische Erkenntnisse, von denen er sagt, daß sie "... hauptsächlich beweisen - was nicht anders zu erwarten ist -, daß solche Symptome gleichartig in verschiedenen Ausdrucksgebieten vorkommen." (PRINZHORN 1922a, S. 5), sondern auf eine Psychologie der Gestaltung. Gleichzeitig stellen ihm diese Bildwerke einen entscheidenden Zugang zur Psyche des erkrankten Individuums dar; in dieser Hinsicht geht PRINZHORN, sich auf BLEULER und FREUD, vor allem aber auf die Ausdruckslehre KLAGES' stützend, weit über MORGENTHALERS vorsichtige Ansätze hinaus.[24]

Für PRINZHORN sind diese Bildwerke vor allem Ausdrucksbewegungen, ja, das "Reich der Gestaltung" sei nur von diesen Ausdruckstatsachen her wirklich zu verstehen. Charakteristikum dieser Ausdruckstatsachen ist es nun, daß "... Seelisches unmittelbar (sic!) erscheint und ohne Zwischenschaltung eines intellektuellen Apparates ebenso unmittelbar (!) erfaßt wird." (PRINZHORN 1922a, S. 17). Diese Unmittelbarkeit des Erlebens erreicht man nach PRINZHORN nur "... in der besonderen, wesenhaft von allen anderen seelischen Haltungen verschiedenen Einstellung, die man die ästhetische nennt. Alles kommt darauf an, ob man veranlagt ist, diese ästhetische, völlig zweckgelöste Haltung einzunehmen." (PRINZHORN 1922a, S. 332-333). Nur, "... wenn wir es als ein gestaltetes, ohne äußere Zwecke uns zu eigen machen" (PRINZHORN 1922a, S. 333) könnten wir das Wesen eines Kunstwerkes erleben.

Die Unmittelbarkeit des Ausdrucks in den Bildern, die sich verknüpft mit dem Vorteil, daß "Bildwerke objektive Ausdrucksniederschläge" (PRINZHORN 1922a, S 301) darstellen, ist es, von der PRINZHORN fasziniert ist und die für ihn den Erkenntniswert der Bilder ausmacht. Sie ist es, die die seelische Struktur des Individuums erkennbar macht und einen "... neuartigen Einblick in das Seelenleben der Kranken ..." (PRINZHORN 1922a, S. 349) erlaubt. Besonders habe er "... die Haltung des schizophrenen Weltgefühls in verschiedenen Spielarten verkörpert gesehen, wobei häufig auch Einzelsymptome sozusagen illustriert erscheinen ... Sehr entschieden tritt die persönliche Note noch bei dem spätesten Endzustand hervor." (PRINZHORN 1922a, S. 349).

Zurückgeführt wird diese angenommene Unmittelbarkeit des Gestaltungsvorganges auf einen im Unbewußten, im Kern des Menschen liegenden triebhaften Ursprung: "Aus diesen Menschen bricht ohne nachweisbare äußere Anregung und ohne Führung der Gestaltungsvorgang zutage, triebhaft, zweckfrei - sie wissen nicht, was sie tun. Was man immer Einschränkendes über den Wert dieser Erkenntnisquelle sagen möge, gewiß ist, daß wir nirgends wie hier jene Komponenten des Gestaltungsvorganges, die unbewußt in jedem Menschen vorgebildet liegen, sozusagen in Reinkultur vor uns haben.

Konnten wir an unserem Material zeigen, daß aus diesen vorwiegend unbewußten Komponenten Bildwerke hervorwuchsen, die in mannigfach wechselnder Weise sich berufsmäßig entstandenen Kunstwerken aller Art annäherten, so folgt daraus: Tradition und Schulung vermögen den Gestaltungsvorgang nur an seiner Peripherie zu beeinflussen, indem sie durch Lob und Tadel Regeln und Schematismen fördern. Es gibt aber sozusagen einen Kernvorgang, zu dessen Ablauf in jedem Menschen die Fähigkeiten vorgebildet sind. ... Wir würden also zu der Annahme gezwungen, daß ein originaler Gestaltungsdrang, der allen Menschen wesenhaft eigen ist, durch die zivilisatorische Entwicklung verschüttet worden ist." (PRINZHORN 1922a, S. 343 - 344).[25]

Und etwas weiter spricht PRINZHORN dann sogar davon, daß hier ein Naturgeschehen ablaufe: "Diese Werke sind tatsächlich aus autonomen Persönlichkeiten hervorgebrochen, die ganz unabhängig von der Wirklichkeit draußen sich selbst genug, niemandem verpflichtet, das verrichteten, wozu eine anonyme Macht sie trieb. Hier ist fern von der Außenwelt, planlos aber zwangsläufig wie alles Naturgeschehen, die Urform eines Gestaltungsprozesses abgelaufen." (PRINZHORN 1922a, S. 348).

Eine "Urform des Gestaltungsprozesses" wird hier von PRINZHORN postuliert, ausgeführt von autonomen, das heißt von aller gesellschaftlichen Realität unabhängigen Subjekten. Unter dem Einfluß anonymer, das heißt eben: nicht benennbarer Mächte, bringen sie Kunstwerke, oder sich Kunstwerken annähernde Bilder hervor, die unbeeinflußt seien von aller Tradition und Schulung, und deren Kraft nicht durch die zivilisatorische Entwicklung verschüttet wurde. Vorstellbar ist dies PRINZHORN nur als Naturgeschehen. Längst ist der Geisteskranke nicht mehr derjenige, der sich unter dem schädlichen Einfluß der Zivilisation von seiner Natur entfernt hat, sondern die Geisteskrankheit wird hier in positiver Wertung - bei allem Leiden, das damit verknüpft ist - als Prozeß gesehen, durch den die wahre, primitive Natur des Menschen, die als jenseits der Geschichte liegend[26] erscheint, erst freigelegt wird.

PRINZHORN hält damit fest an dem Begriff der "Autonomie der Kunst", der, längst brüchig geworden, von den historischen Avantgardebewegungen in der Kunst radikal in Frage gestellt worden war.[27] Die erwünschte Autonomie der Kunst ist daher für PRINZHORN letztlich nurmehr formulierbar als Naturgeschehen.

Autonome Kunst und das auf seine Triebnatur zurückgeworfene Subjekt sind die beiden Pole dieser neuen Verbindung, die "Kunst" und "Wahnsinn" im psychiatrischen Feld eingehen. Die Triebnatur äußert sich unmittelbar in der Kunst oder: die Kunst ist kraft ihrer Autonomie das genuine Medium der unmittelbaren Entäußerung der Triebnatur. Selbstverständlich dürfen hierbei dann Tradition und Schulung, das heißt geschichtliche und gesellschaftliche Eingebundenheit der Kunst nur eine periphere Rolle spielen, denn mit ihnen ginge die ins Zentrum der Verknüpfung gerückte Kategorie der Unmittelbarkeit verloren. Unmittelbarkeit, eine Vorstellung, unter der bis heute ein großer Teil der Gestaltungstherapie operiert, eine Vorstellung aber auch, die die Voraussetzung abgab für den therapeutischen Einsatz gestalterischer Mittel, wie er in Kapitel 6 beschrieben wird.

Nun läßt sich berechtigterweise einwenden, daß es PRINZHORN ja an keiner Stelle seines Buches um eine therapeutische Nutzanwendung seiner Untersuchungen geht. Sein Interesse richtet sich, kurz zusammengefaßt auf folgende Fragen: "Gibt es schizophrene Gestaltungsmerkmale in der Bildnerei der Geisteskranken?" (PRINZHORN 1922b, Titel des Aufsatzes). Läßt sich die "Eigenart schizophrener Gestaltung" verstehend erfassen und welche Erkenntnisse zur Psychologie der Schizophrenie ergeben sich? Welche Erkenntnisse zur Psychologie der Gestaltung lassen sich mit Hilfe dieser Bilder gewinnen?

Seine sehr detaillierten, verständnisvollen und ausführlichen Fallschilderungen, die sich vor allem auf eine genaue Werkanalyse stützen, dienen PRINZHORN zur Herausarbeitung dieser allgemeinen Probleme. Zuvor macht PRINZHORN wiederholte Ansätze, unverständliche Stücke und Details durch eine Deutung der zugrundeliegenden Symbolik in ihrer individuellen Bedeutung für die Urheber zu erhellen, er zieht sich dann jedoch immer wieder auf den ihm vertrauteren Boden der Psychopathologie zurück.[28] So spricht PRINZHORN, sich auf Freud stützend, zwar von den "unbewußten Komponenten der Gestaltung" (PRINZHORN 1922a, S. 350), die sich im von aller kulturellen Verbrämung freien Kernvorgang der Gestaltung fast rein verkörperten. Dieses Unbewußte bleibt jedoch in seinen Bezügen unklar und wird eben nicht, wie bei FREUD, zur Erhellung der psychischen Struktur des Individuums herangezogen. Der Blick PRINZHORNS richtet sich somit noch nicht auf den Kern des Individuums, sondern auf den einer allen Menschen gemeinsamen und sich in den Bildern entäußernden Kreativität. Wir werden uns im nächsten Kapitel weiter mit diesem Problem befassen.[29]

4.3 Bemerkungen zum Diskurs über Psychopathologie und Kunst: Rezeption der "Irrenkunst" durch die Moderne; Genie und Wahnsinn; "Entartete" Kunst; Bezüge zur Kunstpädagogik der Zeit, zur Kinderkunst und zur Kunst der "Primitiven"; "Art brut"

Während das Buch PRINZHORNS in der Fachöffentlichkeit auf große Reserviertheit stieß, wurde es von einer Reihe von Künstlern geradezu enthusiastisch aufgenommen. Namentlich genannt seien hier lediglich KLEE, ERNST, BRETON und KUBIN, deren intensive Beschäftigung mit der Sammlung bzw. dem Buch bekannt ist.[30] Nach RÉJAS Buch machte die Arbeit PRINZHORNS die "Kunst der Verrückten" erstmals der künstlerischen Öffentlichkeit in größerem Umfange und vor allem mit vielen Abbildungen zugänglich.

Die Beschäftigung mit diesen Produktionen datiert zum Teil wesentlich früher und ist im Zusammenhang zu sehen mit der Rezeption der "Negerplastik"[31] im Kubismus und Expressionismus. KLEE beschäftigte sich schon vor dem ersten Weltkrieg, wie auch KANDINSKY, mit der Kunst der Laien und Kinder und schrieb 1912 eine viel zitierte Äußerung über diese Arbeiten: "Es gibt nämlich auch noch Uranfänge von Kunst, wie man sie eher im ethnographischen Museum findet oder daheim in der Kinderstube (Lache nicht, Leser), die Kinder können's auch, und das ist durchaus nicht vernichtend für die jüngsten Bestrebungen, sondern es steckt positive Weisheit in diesem Umstand. Je hilfloser diese Kinder sind, desto lehrreichere Kunst bieten sie; denn es gibt auch schon hier eine Korruption; wenn die Kinder anfangen, entwickelte Kunstwerke in sich aufzunehmen oder gar ihnen nachzuahmen. Parallele Erscheinungen sind die Zeichnungen Geisteskranker, und es ist also auch Verrücktheit kein treffendes Schimpfwort. Alles das ist in Wahrheit viel ernster zu nehmen, als sämtliche Kunstmuseen, wenn es gilt, die heutige Kunst zu reformieren."[32] Bekannt ist auch das intensive Studium der Bildnerei der Verrückten durch die Surrealisten, allen voran BRETON und DALI (Vgl. dazu u.a. GORSEN 1980c, S. 325-331, GORSEN 1980b, passim, sowie MACGREGOR 1978).

Fasziniert sind die Künstler vor allem von der von ihnen gesehenen Ursprünglichkeit des Ausdrucks jenseits jeder akademischen Tradition, die zum Teil überhöht wird bis zu einer Ausdrucksfähigkeit jenseits kultureller Normierungen. Ihr vermeintlich ungeschichtlicher Archaismus vereint auch hier die Kunst der "Wilden", der Kinder und der Geisteskranken.[33]

Die positive, kulturkritische Umwertung der Kunst der Geisteskranken durch den Surrealismus, wie sie u.a. BRETON in seinem "Brief an die Chefärzte der Irrenanstalten" formuliert[34], sieht NEUMANN als "... nicht von Idealisierungen freien Reflex auf die 'Genie-und-Wahnsinn'- bzw. 'Sensibilität-und-Krankheit'- Mythologeme des 19. Jahrhunderts ..." an (NEUMANN 1986, S. 232). Die Genialität des Kranken erscheint in der Auffassung der Surrealisten noch einmal verknüpft mit einer Unmittelbarkeit und Natürlichkeit, wie sie zunächst das romantische Genie kennzeichneten.

MARQUARD verfolgt diese Verbindung zwischen Natur und Genie zurück bis zur KANTschen Philosophie. Mit der aufklärerischen Hinwendung der Philosophie zur Natur und der Anerkennung ihrer Macht gewinne das ästhetische Genie - konzipiert als unmittelbare Natur - zentrale Bedeutung als Vermittlungsinstanz. Einerseits sei es dem Problem der übermächtigen Natur in besonderer Weise ausgesetzt, andererseits auch in besonderer Weise gewachsen: "Es hat die erstaunliche Fähigkeit, diese geschichtsbedrohende und geschichtsvernichtende Natur aus einem Schicksal der Realität in ein Spiel der Phantasie zu verwandeln und dadurch unriskant zu machen ... indem es die bedrohliche 'Gegenwart' dieser Natur ins Kunstwerk bannt." (MARQUARD 1973, S. 96). An diesen Punkt knüpft MARQUARD den Beginn einer Ästhetik des Nicht-Schönen, wie sie von KIERKEGAARD formuliert wird. Dieses Moment wird sehr viel später vom Surrealismus radikalisiert zu einer Ästhetik des Häßlichen oder - wie DALI sich ausdrückt - des konvulsivisch Schönen.

Gerade ihre Funktion als unriskante Präsentation der bedrohlichen, zerstörerischen Aspekte der Natur verleiht der Genie-Ästhetik aber auch sehr bald ihre

Nähe zur Degeneration, zum Kranken, zum Wahnsinn. Das schlußendliche Versagen des Ästhetischen in dieser Funktion der unriskanten Präsentation ruft nach MARQUARD die Medizin auf den Plan: Das ästhetische Interpretationsmodell werde durch das therapeutische abgelöst, ästhetische Produktivität zum Therapiesurrogat. Der antike Wahnsinn des Künstlers im Sinne des "enthusiasmos" werde zum pathologischen Syndrom. MARQUARD zieht hier eine Linie von SCHELLINGS Genie-Wahnsinns-Theorie der "Stuttgarter Privatvorlesungen" von 1810 über SCHOPENHAUERS "Die Welt als Wille und Vorstellung" bis hin zu NIETZSCHE (MARQUARD 1973, S. 96).

Gerade die unmittelbare, vorgeschichtliche Präsenz der Natur im Genie - konzipiert als unbewußte Präsenz - ist es, die die Spekulationen über den Zusammenhang von Genie und Wahnsinn anheizt, die andererseits aber auch die Faszination durch die Kunst der "Wilden", "Primitiven", und Kinder erklärt, in denen Natur in gleicher Weise präsent erscheint.

Erst FREUDS methodischer Zugriff auf das Unbewußte konzipiert letzeres nicht als vorgeschichtlich Naturhaftes, sondern zentral als im geschichtlichen Prozeß entstehendes Verdrängtes.[35] Diese Veränderung schafft nach MARQUARD die Voraussetzung für eine Theorie der nicht mehr schönen Künste (MARQUARD 1968), die die traditionellen Grenzen der Kunst aufhebt und den scheinbar qualitativen Unterschied zwischen Kunst und Nicht-Kunst auflöst. Kunst als eine Form der Wiederkehr des Verdrängten ist damit methodisch in eins gesetzt mit Symptomen, Träumen, Institutionen, Ideologien und anderem mehr und verliert ihre ausgezeichnete Stellung. Die Festlegung der Kunst auf das Schöne werde endgültig bedeutungslos, es gebe damit nichts mehr, was nicht kunstfähig wäre.

Insbesondere SCHOPENHAUERS "Die Welt als Wille und Vorstellung" diente als Grundlage für eine Vielzahl psychiatrischer Schriften vor allem ab der Mitte des 19. Jahrhunderts zum Zusammenhang von Genie und Wahnsinn, deren populärste LOMBROSOS "Genie und Irrsinn" (Im Original: Genio e follia, Padua 1864, in dt. Übers. Leipzig 1887) sein dürfte. Ihr folgte eine unüberschaubare Menge pathograpischer Literatur über Künstler, die in ihrer überwiegenden Zahl den nunmehr etablierten Topos des Zusammenhangs zwischen Wahnsinn und Genie in immer neuen Variationen ausbreitete. Dabei ist LOMBROSOS Material unzuverlässig, meist aus zweiter Hand, anekdotenhaft zusammengestückelt[36] und aus dem biographischen und sozialen Kontext herausgelöst. NEUMANN weist auf die zugrunde liegenden rigiden Auffassungen von psychischer Normalität hin, die dem dogmatischen Glaubensbekenntnis der Moralphilosophen ähnele, "... deren 'Totalideologie' von Norm- bzw. Wertvorstellungen sich jeder soziologischen und individualpsychologischen Hinterfragung zu entziehen sucht, um in einem scheinbar wissenschaftlich untermauerten, im Kern jedoch *moralischen* (kursiv im Original, M. G.) Feldzug die Einhaltung eigener, verinnerlichter Normen in der Umwelt zu kontrollieren. Und somit stellt sich Lombrosos Ideologie der Genie-Psychose eben auch in den Dienst einer Kontrolle der öffentlichen Moral, die es mit der Verdammnis ihrer Übertretung, am Beispiel des

Genies, zu festigen und vor allen Anfeindungen zu bewahren gilt." (NEUMANN 1986, S. 146).

Als Beispiel dafür, wie sehr diese Diskussion schon die spätere Verfolgung "entarteter Kunst" im Dritten Reich vorwegnimmt, sei die sozialdarwinistisch-positivistische Kampfschrift "Entartung" des Arztes Max NORDAU genannt, die 1892 erschien. Hierin wird zu einem Feldzug gegen die künstlerische Moderne der zweiten Hälfte des 19. Jahrhunderts geblasen. Künstlernatur und Genie werden in diskriminierender Absicht in eins gesetzt mit Entartung, Degeneration, Triebhaftigkeit, Verbrechertum und Irrsinn.

Das Standardwerk der Pathographie ist sicherlich das 1927 erstmals herausgekommene und erst kürzlich in einer erweiterten Neuauflage von KURTH erneut herausgegebene Buch LANGE-EICHBAUMS: "Genie, Irrsinn und Ruhm", das Pathographien von etwa 800 "Genialen" zusammenstellt. An dieser Stelle kann nicht weiter auf die wissenschaftliche Unzulänglichkeit des Buches eingegangen werden, insbesondere auch nicht auf die statistische Auswertung, die in keinem Punkt einer kritischen Überprüfung standhält. Für eine ausführliche Diskussion dieser Probleme sei erneut auf NEUMANN (1986, S. 170-185) verwiesen, dem zuzustimmen ist, wenn er die Funktion dieses Standardwerkes der Pathographie und damit einen Großteil der pathographischen Diskussion folgendermaßen charakterisiert: "Man gewinnt den Eindruck, als ob aus der Sicht eines, nach heutigen Maßstäben, zwanghaften und überangepaßten Bürgers der Vorstellungstypus eines antibürgerlichen, romantischen Künstlers Modell gestanden hat. Kaum ein Vorurteil dem Künstler gegenüber, das sich hier nicht findet. Die Lebensuntüchtigkeit, die Nervosität, das Leiden an sich selbst, die Steigerung des Gefühlslebens, die sich in der inneren Unruhe im Blut, Reizhunger und sexuellen Abwegigkeiten äußert, der wenig entwickelte Wirklichkeitssinn, die Betonung der Phantasie und schließlich die mythische Parallele zu den ganz der Natur verbundenen Wilden. Sie alle bilden geradezu das Netzwerk von Rollenvorstellungen, das sich aus den romantischen Strömungen in Ästhetik und Philosophie den bürgerlichen Verhaltensnormen entgegenstellte. Kein Wunder, wenn man mit dieser Charakteristik der romantischen Künstlerrolle, als Definition der 'Psychopathie', im Zirkelschluß so viele 'Psychopathen' unter den Künstlern und Literaten findet und darüber hinaus die Bestätigung seines Vorurteils überwiegend aus den Quellen des 19.Jahrhunderts bezieht, welches diese Genievorstellung vor allem in der Künstlerrolle Gestalt annehmen ließ. Wen erstaunt da noch die Einordnung der Kreativität in die Schublade der Psychopathie, wo dem Gefühl und der Phantasie, als Störenfriede im Alltag, so sehr mißtraut wird. Was wir hier als Beschreibung von psychopathischem Verhalten finden, ist wenig mehr als die Herabsetzung unerwünschter psychischer Kräfte, welche die bürgerliche Gesellschaft durch Unterdrückung und Verdrängung zu bewältigen versuchte." (NEUMANN 1986, S. 174-175). Die Bezeichnung "Psychopath" in ihrer Anwendung auf den Künstler bezeichne meist nicht mehr als das Spannungsverhältnis zwischen den vorherrschenden gesellschaftlichen und künstlerischen Wertvorstellungen, deren spezifisch kultureller und sozialer Zusammenhang damit ausgeblendet werde. "Die scheinbare Erkenntnisvermittlung durch die Pathographie stellt sich so gesehen als ein gesellschaftlicher Abwehr- und Diffamierungsvorgang zur Kontrolle unerwünschten Verhaltens dar." (NEUMANN 1986, S. 181).

Den Höhepunkt dieser Kampagne stellt in Deutschland die Verfolgung und Vernichtung "entarteter Kunst" im Nationalsozialismus dar. In der gleichnamigen Ausstellung "entarteter" Kunst 1937 in München werden den "primitiven internationalen Kritzeleien"[37] der Dadaisten, Kubisten und vor allem Expressionisten zum Vergleich Bilder "entarteter Geisteskranker" gegenübergestellt. Umgewandelt zur totalitären Kontrolle wirkt der oben geschilderte negative Affekt gegenüber der modernen Kunst weiter. Gleichzeitig erfordert die systematische Funktionalisierung der Kunst durch den faschistischen Staat das Gegenbild einer nordisch-heldischen Geniekunst, die - hervortretend aus dem Erbgut des nordisch-arischen Menschen - frei ist von jeder Beziehung zur Degeneration.[38]

Dementsprechend wendet sich der Heidelberger Ordinarius für Psychiatrie Carl SCHNEIDER in seinem für die Ausstellung "Entartete Kunst" geschriebenen Vortrag (1939) gegen die Verbindung von Genie und Wahnsinn bei LOMBROSO und LANGE-EICHBAUM, um dann zu seinem eigentlichen Thema zu kommen: "Entartete Kunst und Irrenkunst". Man erkenne, schreibt SCHNEIDER gegen die Moderne und gegen PRINZHORN gewandt, daß der "... dem es gelang, sogenannte Kunsterzeugnisse zu schaffen, die man von Irrenkunst kaum unterscheiden kann, selbst, wenn nicht geisteskrank sein, so doch als Psychopath dem Geisteskranken biologisch nahestehen muß. Man kann nur nachahmen, wozu man innerlich die biologischen Voraussetzungen mitbringt. Das hatten freilich alle die vergessen, die die entartete Kunst priesen. ... Denn, nachdem der Nachweis von den psychologischen Theoretikern immer wieder erbracht wurde, man die Werke derjenigen Künstler, die wir als Erzeuger entarteter Kunst kennen, übergangslos und ohne Sprung in die Gestaltungsversuche Irrer eingliedern könne, dürfen wir gerade aus diesem Ergebnis den Schluß ziehen, daß die Erzeuger der entarteten Kunst eine innere Verwandschaft zum Abnormen auch in ihrer Biologie zeigen. Dann aber ist ihre 'Kunst' auch der Beweis für ihre pathologische Beschaffenheit als Menschen." (SCHNEIDER 1939, S. 155). SCHNEIDER zieht daraus einen weiteren Schluß: "Wir haben aber gerade infolge seines Mangels (des Psychopathen, Geisteskranken und entarteten Künstlers, M.G.) das Recht, zu verhindern, daß sich seine Mängel in seinem eigenen Leben oder im Leben seiner Mitmenschen auswirken. Daher wird der Geisteskranke einer entsprechenden Betreuung zugeführt und daher rechtfertigt sich die Ausschaltung der ihm nahestehenden entarteten Künstler aus dem Leben des Volkes auch aus biologischen Gründen, die sich, wie immer, dort mit den Gründen der Sittlichkeit und der Zweckmäßigkeit decken, wo das Leben des Einzelnen und der Gemeinschaft wahrhaft naturnah aufgefaßt wurde." (SCHNEIDER 1939, S.

163).

PRINZHORN behielt so auf tragische Weise recht mit seiner ironischen Bemerkung über den Widersinn des Schlusses von äußerer Ähnlichkeit auf seelische Gleichheit: "Der Schluß: dieser Maler malt wie jener Geisteskranke, also ist er geisteskrank, ist keineswegs beweisender und geistvoller als der andere: Pechstein, Heckel und andere machen Holzfiguren wie Kamerunneger, also sind sie Kamerunneger." (PRINZHORN 1922a, S. 346).

Analog zu dem wissenschaftlichen Interesse an der Gestaltung Geisteskranker entwickelte sich ab der Jahrhundertwende eine ausgedehnte Forschungstätigkeit über die Entwicklungsgesetze der zeichnerischen Äußerungen von Kindern. Die wichtigsten großangelegten Forschungen in Deutschland wurden von KERSCHENSTEINER (seit 1903) in München, LAMPRECHT und LEVINSTEIN in Leipzig (seit 1904) und STERN in Breslau (seit 1905) geleitet. Übereinstimmender Ausgangspunkt dieser Forschungen war die Annahme einer naturhaften künstlerischen Begabung und Tätigkeit beim Kinde vor jeder Erziehung, die es zu fördern gelte (Vgl. dazu WERCKMEISTER 1981, S. 140). Anstelle des naturalistischen Abzeichnens trat daher im Zuge der Kunsterziehungsbewegung seit der Jahrhundertwende nach und nach in reformpädagogischen Institutionen eine "... Erziehung zu ursprünglicher, unbeeinflußter Selbstäußerung des Kindes ..." (KIND UND KUNST 1977, S. 109). Franz CIZEK, Kunstpädagoge in Wien schrieb paradigmatisch 1911: "Jugendkunst ist ein freier, von angelerntem Können und Wissenschaftlichkeit unbeeinflußter Ausdruck des jugendlichen Gestaltungstriebes und Kunstwollens. Es ist die künstlerisch reinste und rückhaltloseste Offenbarung der Menschlichkeit ...

Die Ausdrucksmittel sind die denkbar unmittelbarsten und einfachsten, weil infolge des noch unentwickelten Reflexionsvermögens und der noch geringen geistigen Kontrolle die Offenbarung eine primäre und starke ist.

Nur die Kunst des Genies übt ähnliche primäre, starke Wirkungen aus, denn beide, die Jugendkunst wie die Geniekunst, arbeiten mit mächtigem Überschusse von Ursprünglichkeit und Temperament, denen gegenüber das Gelernte in nichthemmender Minderheit bleibt."[39]

Propagiert wurden die Naturkraft des Naiven, die Archaik unverbildeter bildnerischer Äußerung, kurz "der Genius im Kinde"; so der Titel der großen Ausstellung von Kinderzeichnungen 1921 in Mannheim, wie auch der des wichtigen Buches des Direktors der Mannheimer Kunsthalle, Gustav HARTLAUB, zum Thema. Genius, bei HARTLAUB klassisch konzipiert als Verbundenheit mit dem "allwissenden Unbewußten", als "Einklang mit dem Naturzusammenhang", als "geistige Naturkraft", ist den Kindern, den Ur- und Naturvölkern, und der "kollektiven Naivität" der Volkskunst gemeinsam. So werden Parallelen zwischen diesen Bereichen "archaischer" Kunstäußerungen postuliert, die bis zu den Zeichnungen der Geisteskranken reichen: "Dennoch springen dem Betrachter einer Sammlung von 'Irrenkunst' mannigfache eigentlich infantile Züge ins Auge. Es genügt hier auf diejenige Tatsache hinzuweisen, welche für die mit unserem Genius-Sinnbild ausgedrückte Idee von Bedeutung sein kann. Gewisse Geisteskranke beginnen nämlich erst sich kunstähnlich zu betätigen, wenn sie in ein bestimmtes Krankheitsstadium eingetreten sind, nachdem sie vorher weder in gesundem Zustand noch schon im kranken bildnerische Versuche unternommen hatten. Man darf also sagen, daß die in diesem Fall durch krankhafte Auflösung seelischer Schichten (und ihrer körperlichen Korrelate) bedingte Rückkehr in eine in manchem Betracht wieder 'kindliche' Bewußtseinslage bisweilen von selbst das Aufbrechen einer spontanen Betätigung mit sich bringt, die den spielenden Versuchen der kindlichen Kunst nahesteht. Mit dem Eintreten der Reife in der Seelen- und Leibesorganisation des Menschen verschwindet, wie wir sahen, sehr oft die instinktive Sicherheit, das Selbstvertrauen und auch die Lust am Malen und Bilden; mit der Rückkehr nun zum 'infantilen' Zustand bricht aber im Menschen bisweilen die Kunst wieder auf! Dieselbe 'Wahrheit' also bei 'Kindern' und 'Narren'! Scheint das nicht ein merkwürdiger Hinweis darauf, daß tatsächlich im kindlichen Zustand als solchem gewisse Voraussetzungen gegeben sind, die ein naturartiges Auswirken gestaltender Kräfte erlauben und so im spielenden Bilden eine unbewußte Vorstufe des künstlerischen Tuns erscheinen lassen!?

Es gibt einen durch krankhafte Auflösung persönlichen Seelenlebens bewirkten Rückfall in kindheitsähnliche Zustände, einen 'Infantilismus', wie man ihn im Unterschied zur wahren normalen 'Naivität' bezeichnen könnte. Man kann aber auch von einem kollektiven Infantilismus sprechen, einem Rückfall ganzer Volks- und Kultureinheiten ins Urzuständliche, einer 'Kindheit des Endes', nicht des Anbeginns. Man hat auch darin krankhafte Veränderungen im Bewußtsein einer Gesamtheit, soziale Alterserscheinungen erblicken wollen und Beispiele dafür gerade in der Kunstgeschichte aufgezeigt. Archaismus und Primitivismus in den Spätzeiten der Kulturen sind ja bekannte Tatsachen, aber es ist vielleicht das erste Mal in der Kunstgeschichte, daß sich die Schätzung des Urzuständlichen gerade in einer Hochbewertung, ja künstlerischen Nachahmung des eigentlich kindlichen Bildens niederschlägt, wie es in unserer jüngsten Gegenwart wirklich gelegentlich der Fall ist. Noch nie hat die Anbetung des Kindes, wie wir sie im ersten Abschnitt behandelten, zu solchen handgreiflichen Folgen geführt! Ohne Frage fanden sich innerhalb des sogenannten 'Expressionismus' im weitesten Sinne viele Leistungen ernst zu nehmender Maler, die gewisse Züge der Kinderzeichnung nicht nur äußerlich nachgeahmt zeigen, sondern die tatsächlich aus einer gleichsam zurückgebildeten Bewußtseinslage erwachsen scheinen."
(HARTLAUB 1930, S. 120-121).

Wie schon in der psychiatrischen Literatur, beispielsweise bei LOMBROSO, KIERNAN, HRDLICKA, RÉJA, MOHR, KÜRBITZ und MARIE[40] scheint auch in der reformpädagogischen Literatur diese Parallelisierung der verschiedenen Bereiche einem gängigen Topos zu entsprechen. Zitiert sei abschließend SCHLEMMER, der in Bezug auf das Programm des Bauhauses in Weimar ganz analog äußert, daß "... die Vorgänge in der Kunst, voran die Malerei es sind, die nach dem Bankrott der Überfeinerung die Quellen und Wurzeln alles Schaffens suchen und alles Erste, Primäre neu entdecken, wie ... der Sinn für die Urelemente des Unbewußten, Undeutbaren durch die Künste der geistig Armen, der Neger, Bauern, Irren und Kinder erschlossen ward ...".[41]

Zwar gibt es auch kritische Gegenstimmen, so in der psychiatrischen Literatur beispielsweise bei BÜRGER-PRINZ (1932, v.a. S. 703-704) und SCHILDER (1918, v.a. S. 99), in der Kunstpädagogik bei KERSCHENSTEINER (1904, S. 8) und aus der Ethnologie den präzise argumentierenden Aufsatz WUNDTS (1918), der sich differenziert mit der "... durchgängigen Verschiedenheit ... der Zeichnungen des Kindes und der zeichnenden Kunst der Naturvölker ..." auseinandersetzt[42], jedoch bleiben diese in nicht hemmender Minderheit.

KRAMER weist in seinem Buch "Verkehrte Welten" (1977) auf die lange Tradition hin, die Kinder, Wilde, Irre und das Genie in eins setzt als natürliches Gegenbild zu den als seelenlos beschriebenen Verhältnissen der bürgerlichen Gesellschaft. Die romantische Sehnsucht nach einer anderen, naturhaften Welt werde projiziert in diese "archaischen" Welten, von denen imaginäre Bilder entworfen werden. Die in der Negation steckende gesellschaftliche Bedingtheit dieser Abziehbilder gerät dadurch ebenso aus dem Blickfeld wie eine differenzierte Analyse der kulturellen Produktionen "Primitiver" in ihrem eigenen kulturellen Kontext. Unter dem Begriff der "Ursprünglichkeit" und der Fiktion einer von aller Tradition unbeeinflußten Entstehungsweise wird eine Gegenwelt entworfen, deren wesentliche Gemeinsamkeit darin besteht, daß sie als jenseits der Geschichte liegendes Territorium gedacht wird. Dabei liegen diese Dinge lediglich jenseits der vormodernen europäischen Kunstgeschichte. Allzuleicht verkommt eine solche Naturmythologie zur Apologetik der gegebenen gesellschaftlichen Verhältnisse als höchstentwickelter Kultur, die gegen barbarische Angriffe und atavistische Rückfälle zu verteidigen sei. Die zugrunde liegende Vorstellung der Parallelität von Ontogenese und Phylogenese in der kulturellen Entwicklung bringt zugleich einen kruden Biologismus mit sich, der an die Stelle einer gesellschaftlichen Analyse kultureller Phänomene tritt. Sicherlich bleibt es dagegen ein Verdienst PRINZHORNS, Gemeinsamkeiten zwischen bildnerischen Äußerungen von Geisteskranken und der modernen Kunst nachgewiesen zu haben und gleichzeitig, obwohl er dem Gestaltungsvorgang einen, durch die zivilisatorische Entwicklung nur verschütteten, trieb- und naturhaften Ursprung zuschrieb, vor einer unkritischen Gleichsetzung gewarnt zu haben.

Eine Gleichsetzung, die ja durchaus in radikal gesellschafts- und kulturkritischer Absicht weit hineinreicht in die historische Avantgarde-Bewegung und in neuerer Zeit vor allem von DUBUFFET mit seiner "Art brut", die gegenwärtig eine breite Rezeption erfährt, konzeptualisiert wurde. Erhofft wird dabei von der Rückkehr zu solch ursprünglichen Quellen des Kunstschaffens eine Aufsprengung der zementierten gesellschaftlichen Verhältnisse. Die in den gesellschaftlichen Verhältnissen begründeten Widersprüche und die von MARCUSE (1980) analysierte Doppelfunktion der Kultur in der bürgerlichen Gesellschaft als Vor-Schein einer besseren Welt und damit andererseits gleichzeitig Affirmation der bestehenden Verhältnisse wird hier zugunsten einer vorschnellen Entgegensetzung und damit letzlich Harmonisierung scheinbar aufgehoben: "Art brut statt kultureller Künste" (DUBUFFET 1949, Titel d. Aufs., S. 161). DUBUFFET schreibt in diesem Aufsatz, daß er unter "Art brut" Werke von Personen verstehe, "... die durch die Künstlerkultur keinen Schaden erlitten haben, bei denen also der Nachahmungstrieb, im Gegensatz zu dem, was bei den Intellektuellen geschieht, wenig oder keinen Anteil hat, so daß die Autoren alles (Gestaltungsgegenstand, verwendetes Material (sic!), Mittel der Umsetzung, Formelemente, Schreibarten) aus ihrem eigenen Inneren holen und nicht aus den Schubladen der klassischen Kunst oder der Kunstrichtung, die gerade in Mode ist. Wir wohnen hier dem ganz reinen künstlerischen Verfahren bei, einem 'rohen' Verfahren, vollständig neu erfunden von seinem Autor in allen seinen Phasen, geschaffen allein aufgrund seiner eigenen Anstöße." (DUBUFFET 1949, S. 165). Die radikale und bewußt polemisch gehaltene Kulturkritik DUBUFFETS (zusammengefaßt bei KAUFMANN 1978, vgl. auch DUBUFFET 1978 im selben Band) verleugnet einerseits zumindest teilweise ihr Eingebettetsein in eine antiakademische künstlerisch-philosophische Tradition, andererseits verfängt sie sich in einer Restaurierung des bürgerlichen Ideals der Autonomie der Kunst und des Künstlers. NEUMANN ist zuzustimmen, wenn er schreibt, "... daß hier auf den psychotischen Künstler das Idealbild des ebenso autonomen wie absolut echten, von Entfremdungs- und Marktmechanismen freien Künstlertums projiziert wird, welches zu einem direkten, ungebrochen wesenhaften Selbstausdruck fähig ist, unabhängig von allen gesellschaftlichen Bedingungen, einschließlich der künstlerischen Tradition. Der psychotische Künstler erscheint somit weniger als ein realer Mensch, sondern in der Drapierung eines Wunschbildes, die ihm ein an Entfremdungsprozessen leidendes und Authentizität suchendes Künstlertum der Gegenwart aufgezwungen hat." (NEUMANN 1986, S. 240). Diese Idealisierung sei als eine Form der Abwehr von Leiderfahrung zu verstehen. Gerade dies erscheint andererseits aber als Vorbedingung für eine ungehinderte Rezeption dieser Produktionen auf dem Kunstmarkt, die mit der ästhetischen Anerkennung auch die ungehinderte Ausbeutung verknüpft.

Bei manchen Rezipienten DUBUFFETS gerät diese Idealisierung gar zu einer Apologetik des Leidens, die nochmals die alten Genie- und Naturmythen neu mischt: "Jeder Künstler definiert sich durch Abgrenzung. Er sieht sich als Glied einer Kette, arbeitet in einer historischen Entwicklung und reflektiert seine Position innerhalb dieser Kette, beobachtet die anderen Positionen. Demgegenüber arbeiten die Gestalten, die Jean Dubuffet treffend unter dem Begriff 'Art brut' zusammenfaßte, aus einer längst geschehenen hermetischen Abgrenzung heraus. Ahistorisch vervollkommnen sie ihr abgekapseltes System, ohne Distanz zur ihrer Obsession, ohne Sublimierung von Leidensdruck. Die Einzelgänger der 'Art brut' sind aber, im Gegensatz zur 'Bildnerei der Geisteskranken' ihrem Ausdruckszwang nicht ausgeliefert, sie steuern ihn. Der gemeinsame Nenner der Künstler der 'Art brut', will man unbedingt einen finden, ist eine künstlerische

Unverbrauchtheit und ständige Erneuerung, eine unsublimierte Expressivität, gewissermaßen eine Leidensverbrennung ersten Grades. Durch diesen rohen Zustand der Kunst, den Verzicht auf allen Ballast und jede Verzierung, vermitteln diese Künstler, die auf Grund einer besonders ausgeprägten Isolation tiefe Leidenserfahrungen gemacht haben, eine ungewöhnliche Intensität. Wir finden hier einen unerschöpften Erfindungsgeist wie eine absolute Zweckfreiheit." (FLACH 1979, S. 41, zustimmend zit. auch v. PRESLER 1981).

GORSEN sieht diese Wendung zu einem mythischen Archaismus in der Moderne als Folge der immer undurchschaubareren Totalität der Produktionsverhältnisse an, denen die Menschen gegenüber stünden wie ihre prähistorischen Vorfahren einst einer übermächtigen Natur. Jenseits aller vorschnellen Harmonisierung der Widersprüche ermöglicht somit diese Kunst ein Wiedererkennen: "In der absoluten Fremdheit und Verrätselung der psychotischen Kunst erkennt das zugerichtete Leben ein Moment seiner eigenen Entfremdung und Unfreiheit wie in einem Vergrößerungsspiegel wieder. Er suggeriert dem, der hineinsieht, das produktive Mißverständnis, die psychotische Kunst sei das richtige Abbild einer ganzen falschen Zivilisation und nicht bloß das private einer Krankheit der biopsychischen Person - ein Mißverständnis ohne Zweifel, dem der medizinische Laie erliegt, *das aber dennoch produktiv heißen darf* (kursiv im Original, M.G.), weil es die Mitglieder einer dressierten Arbeitsgesellschaft im schockierenden Spiegel der psychotischen Kunst dahin bringt, der eigenen Zerstörung und Existenz als eigentlich pathologischer ansichtig zu werden, auch wenn diese nachweisbar nicht aus der Psychose stammen." (GORSEN 1980a, S. 57).

Es soll hier nicht bestritten werden, daß es wahrnehmungsphysiologisch bedingte, allen Menschen gemeinsame, Erfahrungsweisen gibt, die sich auch in ihren Gestaltungen niederschlagen, aber es ist gleichzeitig auch festzuhalten, daß der Rückgriff auf eine ursprüngliche, ahistorische Gestaltungskraft die angeschnittenen Probleme lediglich verschleiert, sie jedoch nicht zu lösen vermag.

Anmerkungen

[1] Leider war mir die Originalveröffentlichung von TARDIEU nicht zugänglich. Der französische Text findet sich auch zitiert bei SIMON (1876), S. 359 bzw. S. 365-66.

[2] "Dans l'ouvrage de M. Tardieu dont je viens de parler, cet auteur avance avec raison qu'un aliéné ne dessine généralement pas comme un homme sain d'esprit; là s'est arrêté le savant professeur. J'espère montrer dans ce mémoire qu'il est possible d'aller plus loin et que l'examen d'un dessin peut souvent faire connaître s'il vient d'un lypémaniaque, d'un dément, etc." (SIMON 1876, S. 359).

[3] "... sans intention d'arrangement et de perspective." (SIMON 1876, S. 389).

[4] So heißt es beispielsweise an einer Stelle: "De même que chez ces malades le désordre des discours est parfois extrême, de même les combinaisons des lignes de leurs dessins sont souvent extrêmement compliquées ...". In deutscher Übersetzung sinngemäß: "So wie die Sprachverwirrung bei diesen Patienten manchmal extrem ist, so ist auch häufig

die Linienkombination ihrer Zeichnungen extrem kompliziert ..." (SIMON 1888, S. 337-338).

⁵ "E la malattia sovente sviluppa negli individui, in cui meno esisteva, l'originalità dell'invenzione che spicca in molti lavori dei pazzi." (LOMBROSO und DU CAMP 1880, S. 427).

⁶ "La fantasia ha piu sciolto il freno, quanto meno domina la ragione, la quale reprimendo le allucinazioni e le illusioni, toglie all'uomo normale una vera fonte artistica." (LOMBROSO und DU CAMP 1880, S. 434).

⁷ Vgl. dazu auch KRAFT (1986), v.a. S. 59, der allerdings keine weiteren Folgerungen aus dieser Trennung ableitet.

⁸ "... di esprimervi tutto il suo delirio e di rappresentarvi obiettivamente con esso tutti i suoi concetti morbosi." (MORSELLI 1881, S. 424).

⁹ "In the art, as in the literature of the insane, evidence is found that insanity mars, but does not make genius." (KIERNAN 1892, S. 275).

¹⁰ "... evidence of reversion to primitive art. In addition to these reversion tendencies there is often found a total absence of perspective, while clearly enough the artist is not wanting in artistic powers, and would readily be taken for a true artist, educated in China or old Egypt." (KIERNAN 1892, S. 247).

¹¹ Die einschlägige Stelle bei LOMBROSO lautet: "... in tutto cio può forse, più che l'atavismo di cui ora si comincia ad abusare, l'analogia precisa delle condizione psichiche et anche esterne." (LOMBROSO und DU CAMP 1880, S. 433). Die deutsche Übersetzung lautet: "In all dem ist vielleicht, eher als der Atavismus, den man momentan anfängt, mißbräuchlich zu verwenden, die genaue Analogie der psychischen und auch äußeren Bedingungen maßgebend." Diese Äußerung LOMBROSOS bezieht sich auf die von ihm festgestellten Ähnlichkeiten der Kunst Geisteskranker mit der chinesischen und ägyptischen Kunst, sowie der des 13. Jahrhunderts, die er u. a. an der fehlenden Perspektive festmacht.

¹² "Atavistic tendencies explain the appearance of artistic powers during insanity as the results of a conservative tendency struggling with disease." (KIERNAN 1892, S. 258).

¹³ "The fact should be remembered, therefore, that the sense of color and its contrasts were deficient in early races. Even as high a race as the Greeks exhibited decided deficiencies. Primeval and mediaeval art exhibits the same peculiarities and they atavistically appear in the insane." (KIERNAN 1892, S. 254).

¹⁴ Ausgesprochen wird dies, indem KIERNAN an zentraler Stelle ausführlich RUSKIN zitiert: "The reason for the somewhat singular, but very palpable truth that the Chinese, and Indians, and other semi-civilized nations, can color better than we do, and that an Indian shawl or Chinese vase are still in invention of color, inimitable by us, is their glorious ignorance of all rules; the pure and true instincts have play and do their work. ... and the moment we begin teaching people any rules about color and make them do this or that, we crush the instinct generally forever. Hence, hitherto, it has been an actual necessity, in order to obtain power of coloring, that a nation should be half-savage. Everybody could color in the twelfth and thirteenth centuries, but we were ruled and legalized into grey in the fifteenth ..." (KIERNAN 1892, S. 253). Die deutsche Übersetzung lautet: "Der Grund für die etwas sonderbare, aber sehr fühlbare Wahrheit, daß die Chinesen und die Inder und andere halbzivilisierte Nationen besser als wir mit Farbe umgehen können und, daß ein indischer Schaal oder eine chinesische Vase immer noch in Bezug auf die Erfindung der Farbe durch uns nicht nachahmbar sind, ist ihre wunderbare Nichtbeachtung aller Regeln; die puren und wahren Instinkte haben Spiel und tun ihr Werk. ... und im Augenblick, in

dem wir den Leuten irgendwelche Regeln über Farben beizubringen beginnen und sie dies und jenes tun lassen, vernichten wir im allgemeinen diesen Instinkt auf Dauer. Daher war es bisher immer notwendig, um farbliche Gestaltungskraft zu erreichen, daß eine Nation halbwild sein mußte. Jedermann beherrschte im 12. oder 13. Jahrhundert die Farbgebung, jedoch im 15. Jahrhundert wurden wir durch Regeln ins Grau geleitet...".

[15] Ernst GOMBRICH (1985a) beschäftigt sich in seinem sehr lesenswerten Artikel "Norm und Form. Die Stilkategorien der Kunstgeschichte und ihr Ursprung in den Idealen der Renaissance" ausschließlich mit diesem Problem. Zu RUSKIN vgl. dort S. 114.

[16] ROGUES DE FURSAC (1905), S. 284-285: "... mais aussi dans l'exécution materielle du dessin, notamment dans la perspective et dans les proportions."

[17] MOHR regte auch an zu untersuchen, ob sich aus den Zeichnungen nicht für "... die Intelligenz verwertbare Schlüsse ziehen lassen." (MOHR 1906, S. 139). Florence L. GOODENOUGH veröffentlichte 1926 ihr Buch "Measurement of intelligence by drawings", das, anknüpfend an die Untersuchungen über Kinderzeichnungen, einen sprachfreien Intelligenztest für Kinder vorstellt. Die Probanden sollten einen Menschen so gut sie konnten zeichnen. Die Auswertung der Zeichnung ergibt mit Hilfe von Normtabellen Entwicklungsalter und IQ.

[18] "... conditions intérieures susceptibles de mettre en oeuvre l'activité artistique ..." (RÉJA 1908, S. 5). Hier wie im weiteren folgt - soweit möglich - die deutsche Übersetzung der Alfred BADERS (1975), S. 10-21, die leider nur die Einführung und die Schlußfolgerungen enthält.

[19] "Si l'inspiration survient chez un sujet déjà artiste, c'est-à-dire en possession d'une technique, d'un métier, elle est capable de hausser l'artiste au-dessus de lui-même. Si elle survient chez un sujet inexpérimenté, elle se crée une forme à sa convenance, et reproduit presque toujours une formule d'art plus ou moins primitive. On dirait que ces artistes improvisés recommencent pour leur propre compte le chemin parcouru par l'humanité. C'est qu'en effet les principaux caractères spécifiques que nous avons relatés dans ces productions, l'Idéalisme et le Symbolisme (compris de la façon particulière que l'on sait), se retrouvent sensiblement dans les formules embryonnaires de l'esprit humain (enfants, sauvages, ou primitifs)." (RÉJA 1908, S. 232-233).

[20] "... nous soulignent en beauté les tendances et manières d'être de l'esprit humain ..." und weiter "... dans la nudité de leur mécanisme avec la maladresse de leur ingénuité ..." (RÉJA 1908, S. 19). Bezeichnend für die Auffassung BADERS ist - wir werden uns mit ihr in Kap.8 beschäftigen -, daß er "la nudité de leur mécanisme" sehr frei mit "nackter Ursprünglichkeit" übersetzt. Es ist einzuräumen, daß diese Übersetzungsvariante eine im Text vorhandene Tendenz, allerdings sehr unkritisch, akzentuiert. Zweck dieses Abschnittes meiner Ausführungen ist es, genau diese Tendenz herauszuarbeiten.

[21] "C'est le grand livre commémoratif où le commerçant consciencieux met à jour en un raccourci expressif l'état actuel des ses affaires. Ce que nous appelons préoccupation artistique n'est autre chose que l'adresse mise en oeuvre pour conférer à ce raccourci une puissance d'expression intensive; mais l'oeuvre d'art, essentiellement concrète, et ne s'adressant qu'à la sensibilité, acquiert par là même une portée de beaucoup supérieure à celle des procédés rationnels, scientifiques. Elle est directe, elle est immédiate." (RÉJA 1908, S. 234).

[22] Drei ganz auf der MOHRschen Linie liegende Artikel von NÄCKE (1912), KÜRBITZ (1913), und SAPAS (1917) seien hier in den für uns wesentlichen Zügen kurz referiert: NÄCKE verspricht sich von den Zeichnungen vor allem "... einen wertvollen Einblick in die Art

des Denkens und Verstehens, in etwaige überwertige Ideen oder Wahnideen ..." (S. 456) bei Geisteskranken. KÜRBITZ möchte ausdrücklich die MOHRschen Angaben überprüfen und sieht über die Zeichnungen die Möglichkeit "... a priori ein(en) Einblick in das Innenleben geisteskranker Individuen ..." (S. 171) zu erhalten. Er hebt vor allem auf die differentialdiagnostische Verwertbarkeit der Zeichnungen und den Parallelismus zwischen Zeichnung und psychischem Gesamtzustand ab. SAPAS bezieht sich auf amerikanische Untersuchungen, die, ähnlich wie MOHR vorgehend, Reproduktionen einfacher geometrischer Figuren "... beinahe die Bedeutung von 'mental finger prints' zur Identifizierung von Geisteskrankheiten" (S. 140) zuschreiben. Sie gibt der Methode aufgrund ihrer Untersuchung einen diagnostischen Wert. Weitere Artikel dazu u.a. PÉREZ VALDÉS (1917), sowie in den 30er Jahren von ZSAKÓ und JÓ (1931) und von GUTTMAN und MACLAY (1937) bringen keine wesentlich neuen Gesichtspunkte. Zu nennen ist noch ein Aufsatz von TRAUBE (1937), der sich aus psychoanalytischer Sicht mit dem diagnostischen Wert von Zeichnungen bei erziehungsschwierigen Kindern befaßt.

[23] Auf diesen Sachverhalt wies mich Evelin PRIEBE hin. Ihr verdanke ich auch den Hinweis auf die Bedeutung WORRINGERS für MORGENTHALER.

[24] Es übersteigt den Rahmen dieser Arbeit, hier eine auch nur annähernd vollständige Darstellung der in seinem Buch niedergelegten Ansichten und Ergebnisse PRINZHORNS anzustreben. Genausowenig ist es möglich, an dieser Stelle eine Untersuchung der wissenschaftliche Quellen, auf die er sich implizit oder explizit bezog, vorzulegen. Neben den oben Angeführten ist auf psychologischem Gebiet vor allem JUNG zu nennen. Die Vertrautheit PRINZHORNS mit den vorausgegangenen Veröffentlichungen zur Bildnerei der Geisteskranken weist seine Veröffentlichung aus dem Jahre 1919 aus. Darüber hinaus läßt sich seine Kenntnis der wichtigsten zeitgenössischen Veröffentlichungen zur Psychologie der Kinderzeichnungen (vor allem von STERN) nachweisen, sowie einschlägiger ethnologischer Arbeiten, vor allem von VERWORN. PRINZHORN setzte sich als promovierter Kunsthistoriker ausführlich mit kunsttheoretischen Schriften verschiedener Schulen auseinander. Genannt seien neben den Vertretern der Wiener Schule SEMPER, RIEGL, WICKHOFF, auch WÖLFFLIN und WORRINGER sowie FIEDLER, auf dessen kunsthistorische Ausdruckslehre er sich bezieht. Mit WARBURG stand PRINZHORN ebenfalls in Kontakt. Mit der Sammlung PRINZHORNS in Heidelberg, wie auch mit seinem Buch beschäftigt sich ausführlich der Ausstellungskatalog: Die PRINZHORN - SAMMLUNG (1980).

[25] Wie wir zeigen werden, baut DUBUFFET von dieser Position aus in den 50er Jahren sein Konzept der "Art brut" auf.

[26] Einer Geschichte, dies sei hier nur am Rande bemerkt, die wenige Jahre zuvor den 1.Weltkrieg beinhaltete.

[27] Ich muß mich hier diesbezüglich auf diese Andeutung beschränken. Genaueres ist u.a. nachzulesen bei BÜRGER (1974), LÜDKE (1976), wo sich auch weitere Literatur findet.

[28] An dieser Stelle seien, um einen plastischen Eindruck zu vermitteln, Teile aus PRINZHORNS Beschreibung des Falles Brendel etwas ausführlicher zitiert: "Hier seien noch einige Schnitzwerke angereiht, in denen die Doppelgeschlechtlichkeit wieder als inhaltliches Hauptmotiv wirkt. Abb. 89 (Holz, hellgrün gebeizt, mit schwarzem und rotem, gelbem und blauem Detail) schildert Brendel so: 'Mann und Frau; sie hat den Maßstab zur Hand und führt ihn zum Mund, hat Bärenfüße, trägt das rote Kreuz vor dem Kopf; er hat den Hobel, trägt Kehlkopfkanüle und hat auch Bärenfüße.' Die Doppelfigur hat zwei eher reliefartig flach behandelte Fronten. Die Seitenflächen treten in der Bedeutung ganz zurück; so kann von einem Profil gar nicht die Rede sein. Man sieht von der Seite einfach

fast gerade, kaum eingekerbte Linien als Repräsentanten der Frontflächen. Wo die gegebene Form durch ihre Kurve die stetige Verbindung von Seiten- und Vorderfläche in realistischem Sinne herbeiführen könnte, ist dieser Möglichkeit ganz entschieden ein Riegel vorgeschoben, indem z. b. der Ellenbogen ganz einfach bis in die virtuelle Kante des ursprünglichen Zylindervolumens vorgedrängt und in schematischer rechtwinkliger Knickung gegeben ist. Die Betonung der Genitalien, formal eher zurückhaltend, wird durch feuerroten Anstrich gesteigert. Es verdient erwähnt zu werden, daß in der breitklaffenden Vulva zwei konusförmige Körper, offenbar Blasen- und Uterusmündung darstellen, und daß genau in der Mitte des gemeinsamen Dammes eine Aftermündung sorgsam ausgehöhlt und rot angemalt wurde. Die Neigung, menschlichen Figuren Tierfüße zu geben, tritt bei Brendel wiederholt auf. Eine neue Spielart des Zwitterbildes bringt die Doppelfigur: Husar und Frau (Abb. 90, weinrot gebeizt, mit feuerrotem, blauem und schwarzem Detail). Nur ist hier die eminent plastische (in künstlerischem Sinne) selbständige Durchgestaltung aller vier begrenzenden Flächen noch weiter getrieben worden. Nicht nur ist das für 'Husar' assoziativ naheliegende Motiv des Pferdekopfes nebst einem ebenso naheliegenden eisernen Kreuz auf die Seitenfläche komponiert, sondern die zwei Paar Beine sind in Seitenansicht so gestellt, daß je eines von der männlichen und weiblichen Seite zusammengefaßt werden können als Beingestell einer neuen Gestalt. Und in konsequenter Durchführung dieses Einfalls trägt jede Seitenfläche ein eigenes Gesicht, so daß deren vier an der Figur entstehen. Ein kurzer Bürstenpinsel krönt an einer Ecke der männlichen Seite die sonderbare Kopfbedeckung des 'Husaren'. Merkwürdigerweise tragen hier beide Geschlechter den Hobel quer vor der Brust, während er bei der vorigen Figur den Mann zu kennzeichnen schien, wobei die volkstümliche sexuelle Bedeutung des 'Hobelns' mitgespielt haben könnte. Für die überraschende Kehlkopfkanüle hat Brendel selbst die sexualsymbolische Bedeutung in anderem Zusammenhange ausgesprochen, indem er für Penis synonym 'Konüle' gebrauchte. - War bei der vorigen Figur die Frau durch spitze Hängebrüste eindeutig charakterisiert, so sind hier beiderseits kleine Andeutungen von Brüsten, und zwar jederseits nur eine durchgeformt, und auf der Mannesseite deutlicher und größer. Das Genitale ist auf beiden Seiten derber geformt als bei der grünen Figur. Eine neue Spielart bringt der Übergang, indem nämlich eine Art Skrotum oder hängender Damm von der weiblichen Seite her ungeheuerlich klafft und mehr nach der männlichen Seite hin einen After trägt." (PRINZHORN 1922a, S. 150-152).

An anderer Stelle schreibt PRINZHORN zu diesen doppelgeschlechtlichen Figuren: "Hier führen wir nun eine analytische Hilfskonstruktion ein, deren Haltbarkeit leicht nachzuprüfen ist, da alle Glieder der Vorstellungskette in anderem Zusammenhang aufgezeigt worden sind. Uns scheint, die Zwittervorstellung ist etwa so verankert: in jedem Lebewesen herrscht das Verlangen nach dem anderen Geschlecht, als Grundtrieb immerfort, alles durchdringend - sind aber zwei vereinigt, so will das Weib die Vorhand haben - ist einer für sich, so wird die Unruhe noch größer - wie, wenn nun Doppelwesen das weibliche und männliche Prinzip in sich trügen, dem Drange entrückt wären und dem Machtstreben des anderen Teils? so nur kann man sich auch höhere Wesen vorstellen. Auf dem Grunde solches affektiv betonten Vorstellungsspieles mag dann eine Einzelerinnerung fast sinnliche Deutlichkeit und Intensität gewinnen - jedenfalls wird die beherrschende Rolle dieses Vorstellungskomplexes kaum ohne einen solchen Versuch, die affektive Grundlage aufzudecken, einigermaßen verständlich zu machen sein. Und hier an der Unmöglichkeit einer Deutung festzuhalten, darf man sich nicht mehr gestatten, außer einem Dogma zuliebe." (PRINZHORN 1922a, S. 149).

Über eine Nilpferdplastik Brendels schreibt PRINZHORN unter anderem: "Die Vorderseite aber offenbart erst den ganzen Reichtum an phantastischem Detail, wiederum in strengster Bindung, nämlich eingefügt in den noch deutlich spürbaren Kreisumfang. Über sie, dem Darstellungsgrundsatz gemäß, nicht zu schwärmen, bedeutet einen gewaltsamen Akt der Selbstzucht für den, der in Geformtem frei zu leben gewohnt ist. Die sanfte Zuwendung der Schnauzen zueinander, die Sonderung der Nasenhälften zu eigenen Körperteilen, der schwermütig glotzende Ausdruck der ungleich gestellten Augen, die streng symmetrische Wendung der zwei Einzelohren zu einer Giebelkrönung, vor der noch eine Art Zierstrauß prangt - das alles regt aufs Lebhafteste zu umschreibenden Schilderungen an. Nicht vergessen sei die Rückfront des mit reliefartig behandelter Satteldecke geschmückten Nilpferdes: da spreizt sich ein Hampelmann, ganz schematisch flach geschnitten. Brendel erklärt: 'Am Hinterteil ein Mann, der aufpaßt, weil er (es?) kein Loch hat.' Die Logik dieses echt schizophrenen Satzes wird kaum rational zu ordnen sein. Daß er eine Sphinkterphantasie enthält, liegt auf der Hand. - Im Stiefelknecht, unterhalb des Bauches, findet sich noch ein Haus mit einer Toreinfahrt, das er auch in seiner Beschreibung eigens hervorhebt. Die Entstehungsgeschichte dieses formal so reichen und geschlossenen Werkes ist leider nicht zu klären. Über die Anregungen von außen ist ebensowenig zu erfahren, wie über die Einfälle, die zur Ausgestaltung des Details gerade in dieser Weise geführt haben. So bleibt nur die unsichere genetische Formel: das Werk ist entsprungen wahrscheinlich aus freiem Vorstellungsspiel, ohne Plan, Sinn und in Worten ausdrückbarem Gefühlsinhalt, gewissermaßen in blindem Gestaltungsdrang, dem freilich durch frühere Arbeiten der Weg bereitet war." (PRINZHORN 1922a, S. 155-156).

[29] PRINZHORNS Verdienst besteht nicht zuletzt auch darin, einige Probleme, die in der Diskussion breiten Raum eingenommen hatten, als unfruchtbar zu verwerfen. So wendet er sich beispielsweise sehr entschieden gegen die Pathographien von Künstlern und gegen die Pathologisierung moderner Kunst. Er geht im Gegenteil davon aus, einer ganzen Reihe der von ihm beschriebenen Werke gebühre unbestritten das Prädikat "Kunst" und stellt fest: "Die Abgrenzung unserer Bildwerke von bildender Kunst ist heute nur auf Grund einer überlebten Dogmatik möglich. Sonst sind die Übergänge fließend." (PRINZHORN 1922a, S. 350). Eine Bemerkung, die Anlaß zu sehr viel Widerspruch gab. Auch bezüglich der Vergleiche mit Kinderzeichnungen, Zeichnungen von "Primitiven" etc., deren Studium er sehr empfahl, äußert sich PRINZHORN mit äußerster Zurückhaltung. Er hebt gegen die pathognomonische Verwertung kindlicher und "primitiver" Züge, wie beispielsweise das Fehlen der Perspektive, Mischung von Ansichten etc. darauf ab, daß dies mit der mangelnden Übung zusammenhänge und sich die angenommenen Gemeinsamkeiten durch "... Abweichungen von dem konventionellen Anschauungsbild des Erwachsenen." (PRINZHORN 1922a, S. 294) ergeben. Auch die immer wieder umstrittene Frage nach dem Zusammenhang von Genie und Wahnsinn verwirft PRINZHORN für seine Arbeit als Irrweg.

Hingewiesen sei am Ende der Vollständigkeit halber noch auf drei Veröffentlichungen Jean VINCHONS (1924a, 1924b, 1926), der in seinen Arbeiten teilweise zu ähnlichen, jedoch bei weitem nicht so umfassenden und brillanten Ergebnissen wie PRINZHORN kommt. Seltsamerweise wird PRINZHORN von ihm weder erwähnt noch zitiert.

[30] Vgl. hierzu POLEY (1980). Lothar SCHREYER, ein Kollege KLEES am Bauhaus, zitiert in seinen "Erinnerungen an Sturm und Bauhaus" KLEE aus einem Gespräch 1922 folgen-

dermaßen: "Sie kennen ja die ausgezeichnete Arbeit von Prinzhorn. Überzeugen wir uns doch selbst! Dieses Bild ist bester Paul Klee. Dieses auch und dieses auch. Sehen sie diese religiösen Bilder! Eine Tiefe und Kraft des Ausdrucks, die ich im religiösen Thema nie erreichen könnte. Wahrhaftig erhabene Kunst. Eine unmittelbar geistige Schau." Zitiert nach WERCKMEISTER (1981), S. 176. WERCKMEISTER weist allerdings darauf hin, daß es sich bei den angeblich wörtlich zitierten Erinnerungen SCHREYERS offensichtlich um stilisierte Anekdoten handelt, die oft die Differenziertheit der KLEEschen Positionen einebnen.

[31] So der Titel des Buches von Carl EINSTEIN (1915), der mit diesem Buch diese Plastiken der deutschen Kunstentwicklung erschloß. Vgl. GORSEN (1980c), S. 323ff.

[32] Paul KLEE, (Ausstellungsbericht über die Doppelausstellung der neuen Künstlervereinigung und des Blauen Reiters in der Galerie Thannhauser München, 1911) in: Die Alpen, 6, 1912, S. 302, zit. nach WERCKMEISTER (1981), S. 125. Eine etwas andere Version des Zitates ist aus KLEES Tagebuchnotizen überliefert (Tagebücher, S. 276, Nr. 905, Anfang 1912).

[33] WERCKMEISTER (1981) analysiert in seinem hervorragenden Aufsatz die differenzierte Position KLEES in dieser Hinsicht. Zunächst begründet die Idee der Kindheit eine kritische Herausforderung der akademischen Konventionen, wobei das Verhältnis von Kindheit und professionellem Schaffen immer wieder methodisch und ästhetisch reflektiert wird und KLEE in seinen Arbeiten durch bewußte und radikale Vereinfachung zu differenzierter, komplexer Formgestaltung zu kommen sucht. Diese Konzeption zeigte sich auch in seiner Mitarbeit am Bauhaus seit 1921 und der Entwicklung eines Programmes künstlerischer Erziehung. Als eine Übernahme des Bezuges von kindlicher Spontaneität und Kunstschaffen durch reaktionäre Strömungen in der Weimarer Republik und dessen polemische Wendung in eine reaktionäre Kulturkritik stattfand, verknüpft mit einer Ablehnung der Moderne, betonte KLEE dann im Gegenzug immer deutlicher die Unterschiede zwischen professioneller Kunst und kindlicher Gestaltung.

[34] André BRETON (1925). BRETON, der übrigens während des ersten Weltkrieges als Psychiater tätig war, schreibt dort unter anderem: "Ohne die Betonung auf die vollendete Genialität bestimmter Hervorbringungen der Wahnsinnigen zu legen - in dem Maße, in dem wir überhaupt sie zu würdigen fähig sind - , treten wir hier ein für die absolute Legitimität ihres Verständnisses der Realität sowie aller ihrer sich daraus ergebenden Handlungen." Zit. nach NEUMANN (1986), S. 231.

[35] FREUD geht zunächst von einer Gleichsetzung des Unbewußten mit dem Verdrängten aus (vgl. u.a. FREUD 1900a, S. 563f.), um diese jedoch in späteren Schriften einzuschränken (vgl. vor allem FREUD 1915e). Deutlich nachzuvollziehen ist dieser Prozeß in FREUDS Schrift "Das Ich und das Es" (1923b): "Unseren Begriff des Unbewußten gewinnen wir also aus der Lehre von der Verdrängung. Das Verdrängte ist uns das Vorbild des Unbewußten." (FREUD 1923b, S. 241). Und etwas weiter unten: "Wir erkennen, daß das Ubw nicht mit dem Verdrängten zusammenfällt; es bleibt richtig, daß alles Verdrängte ubw ist, aber nicht alles Ubw ist auch verdrängt ... Wenn wir uns so vor der Nötigung sehen, ein drittes, nicht verdrängtes Ubw aufzustellen, so müssen wir zugestehen, daß der Charakter des Unbewußtseins für uns an Bedeutung verliert. Er wird zu einer vieldeutigen Qualität, die nicht die weitgehenden und ausschließenden Folgerungen gestattet, für welche wir ihn gerne verwertet hätten." (FREUD 1923b, S. 245).

[36] Dieses Zusammenstückeln von Anekdoten über den Künstler ist geradezu ein Charakteristikum der Pathographien und findet sich u.a. auch in extremer Weise bei LANGE-EICHBAUM. Schon KRIS und KURZ (1934) wiesen in ihrem Buch im einzelnen nach, daß die Biographik von bildenden Künstlern eine Reihe typischer, immer wieder aufgenomme-

ner anekdotischer Erzählungen enthält, die, oft aus literarischen Quellen entnommen, mit der realen Lebensgeschichte herzlich wenig zu tun haben. Sie repräsentieren vielmehr das Bild, dem der Künstler entsprechen soll. SCHAPIRO (1956) wies darauf hin, daß die von FREUD (1910c, Eine Kindheitserinnerung des Leonardo da Vinci) ins Zentrum seiner Analyse Leonardo DA VINCIS gerückte Geierphantasie ebenfalls einem alten literarischen Topos über die Entstehung des Genies beim Künstler nahekommt. Diese Tatsache war FREUD offensichtlich unbekannt und fand daher in seiner Analyse der Bedeutung dieser Phantasie für Leonardo DA VINCI keine Berücksichtigung.

[37] Hitler in seiner Rede zur Eröffnung des "Hauses der deutschen Kunst" in München am 18.7.1937. Zit. nach BUSCH (1969), S. 22. Die Ausstellung "Entartete Kunst" wurde am nächsten Tag in den nahegelegenen Hofgartenarkaden eröffnet.

[38] Vgl. dazu STRUWE (1973). Schon an anderer Stelle (GÜNTER und GRIMMER 1983) wurde darauf hingewiesen, daß die entscheidende Differenz zwischen nationalsozialistischer und nicht-nationalsozialistischer, völkischer Rezeption der Moderne in einem Festhalten letzterer am überkommenen Begriff der Autonomie der Kunst besteht. Das Genie verkörpert dort die Autonomie. Dagegen ist der Geniebegriff im Nationalsozialismus völlig anders konzipiert. Es haftet ihm lediglich noch etwas von der alten, nunmehr ins Erbgut verpflanzten Naturhaftigkeit an.

[39] Franz CIZEK, die Jugendkunstklasse an der K.K. Kunstgewerbeschule des österreichischen Museums für Kunst und Industrie in Wien, Vortrag gehalten am 4. November 1911, zit. nach KIND UND KUNST (1977), S. 109.

[40] LOMBROSO (1880), S. 433, LOMBROSO (1887), passim, KIERNAN (1892), passim, HRDLICKA (1899), RÉJA (1908), S. 31ff., S. 50ff. und S. 85ff., MOHR (1906), KÜRBITZ (1912), MARIE (1929), S. 397f. Weitere Stellen finden sich bei Anne ANASTASI und J.P. FOLEY, A survey of the literature on artistic behavior in the abnormal. II. Approaches and interrelationships, in: Annales of the New York Academy of Sciences, volume 42, 1941, S. 1-112.

[41] Oskar SCHLEMMER, Ballett? In W. GROPIUS, Idee und Aufbau des staatlichen Bauhauses, in: Staatliches Bauhaus Weimar, Weimar und München 1923, S. 145, zit. n. WERCKMEISTER (1981), S. 156.

[42] Es wird insbesondere auf den unterschiedlichen sozialen Kontext und die verschiedene Funktion der Bilder hingewiesen, aber auch auf inhaltliche Differenzen. WUNDT weist darüber hinaus in seiner differenzierten Formanalyse die uns selbstverständlich erscheinende Unvergleichlichkeit der Produktionen von Kindern und "Naturvölkern" nach.

5 Frühe psychoanalytische "Kunsttherapie" und ihre theoretischen Grundlagen

5.1 "Gezeichnete Träume" in der psychoanalytischen Einzeltherapie

Als Ausgangspunkt einer Auseinandersetzung der Psychoanalyse mit der bildenden Kunst darf wohl die 1910 erschienene Studie FREUDS über Leonardo DA VINCI angesehen werden. Eine weitere Arbeit FREUDS "Der Moses des Michelangelo" (1914b) ist der psychoanalytischen Interpretation eines Werkes der bildenden Kunst gewidmet. Dagegen spielen Bilder oder Zeichnungen seiner Patienten in der therapeutischen Arbeit FREUDS keine Rolle, sieht man einmal von zwei kurzen Mitteilungen aus der Analyse des "Kleinen Hans" (S. FREUD 1909b) und des "Wolfsmannes" (S. FREUD 1918b) ab. Der erstgenannte Aufsatz enthält zur Illustration der Auseinandersetzung mit dem Genitale eine, den Notizen des Vaters entnommene, vom Vater und dem kleinen Hans gemeinsam gezeichnete Giraffe (S. FREUD 1909b, S. 250). "Aus der Geschichte einer infantilen Neurose" berichtet FREUD im Anschluß an den Wolfstraum: "Er gibt dann noch eine Zeichnung des Baumes mit den Wölfen, die seine Beschreibung bestätigt ..." (S. FREUD 1918b, S. 55). Beigefügt ist eine Abbildung dieser Zeichnung. Im weiteren kommt FREUD in zwei Anmerkungen kurz auf das Bild zurück. Er entnimmt dem Widerspruch zwischen Traumtext und Zeichnung Hinweise auf die Deutung des Traumes (S. FREUD 1918b, S. 64 u. S. 70).[1]

BERTSCHINGER veröffentlichte unter dem Titel "Illustrierte Halluzinationen" (1912) erstmals eine Behandlung, in der die Zeichnungen der betreffenden Patienten eine erhebliche Rolle spielten. Es gelang, so BERTSCHINGER, "... sie zu veranlassen, im hypnoiden Zustande ihre Halluzinationen zu zeichnen. Damit war dann der Weg gegeben, auf dem ich mich mit der Kranken verständigen konnte." (BERTSCHINGER 1912, S. 72). Mitgeteilt werden ausführliche Kommentare der Patientin zu den 28 abgebildeten der insgesamt 100 Zeichnungen. Träume, Kommentar der Patientin, ihr Verhalten und ihre Leidensgeschichte werden zueinander in Beziehung gesetzt und erlauben so Interpretationen[2]. Dabei dienen die Zeichnungen als zusätzliches Mittel der Verständigung.

MARCINOWSKI analysiert 1912 neun Träume unter Einbeziehung der von den Träumern gezeichneten zugehörigen Ortsskizzen und kommt dabei zu dem Schluß, daß der menschliche Körper als Landschaft oder Örtlichkeit geträumt und gemalt werde. Die Bilder sollen, ähnlich wie bei BERTSCHINGER, die Traumerzählungen illustrieren.

PFISTER (1913) postuliert dann erstmals ausdrücklich, daß die Manifestation des Unbewußten in der Kunst gleichzusetzen sei mit anderen Manifestationen wie beispielsweise dem Traum. In vier Sitzungen deutet er mitgebrachte Bilder eines seiner Patienten analog zu Träumen und stellt fest: Die künstlerische Inspiration sei, wie der Traum, die Manifestation eines verdrängten Komplexes. Da die Kunst eine Umwandlung unerlaubter Triebregungen in erlaubte darstelle, müsse ihr eine heilende Kraft zugeschrieben werden. Dabei bleibt sich PFISTER durchaus bewußt, daß eine Bewertung künstlerischer Erzeugnisse nicht vom psychologischen, sondern nur vom gesellschaftlichen Standpunkt aus erfolgen kann.

Zwei "Analysen einer schizophrenen Zeichnung" veröffentlichte Hermann ROHRSCHACH 1913 und 1914. Im ersten Fall habe ein vom Patienten gemaltes "Abendmahl", das der Patient ausführlich kommentierte, den weitaus wichtigsten Zugang zur Deutung erlaubt, da dieser Patient aufgrund seines Schwachsinns ansonsten nur sehr begrenzt habe in der Analyse mitarbeiten können. In der zweiten Veröffentlichung berichtet ROHRSCHACH über die detaillierte Analyse einer 10 Jahre alten Zeichnung einer schizophrenen Patientin mit Hilfe ihrer Assoziationen. In einer der Analysestunden entstand noch eine weitere Zeichnung, die ebenfalls abgebildet ist und deren Deutung durch die Patientin mitgeteilt wird.

Früh findet die Arbeit mit Hilfe von Zeichnungen Eingang in die Kinderanalyse. Anna FREUD schreibt 1927 in der "Einführung in die Technik der Kinderanalyse": "Ein weiteres technisches Hilfsmittel, das neben der Verwertung der Träume und Tagträume in manchen meiner Kinderanalysen sehr im Vordergrund stand, ist das Zeichnen, das sich bei drei meiner aufgezählten Fälle für eine Weile fast an die Stelle aller anderen Mitteilungen setzte." (Anna FREUD 1927, S. 37). Sie beschreibt dann zwei Beispiele etwas ausführlicher.

Zwei Artikel von MORGENSTERN beschäftigen sich ausführlich mit dem Gebrauch des Zeichnens in der Kinderanalyse. Sie beschreibt 1927 die Analyse eines $9^1/_2$-jährigen mutistischen Jungen mit Hilfe von Zeichnungen, die sein einziges Ausdrucksmittel gewesen seien. Der psychische Konflikt werde "... durch Zeichnungen dargestellt, die durch das Unbewußte des Kindes inspiriert sind."[3]. Diese Repräsentation finde in symbolischer Form statt. Die Zeichnungen enthalten nach Ansicht MORGENSTERNS all die psychologischen Mechanismen, die FREUD beschrieben hat: Kondensation, Identifikation, Überdeterminierung etc. MORGENSTERN beruft sich im weiteren auf FREUD, nach dem Verdrängung Sublimation hervorrufe und stellt fest: "Bei unserem Kranken hat die Verdrängung die Vorstellungskraft aktiviert und zum Reichtum des Sujets seiner Bilder beigetragen."[4]

"Die Zeichnungen erweisen sich als die unterschiedlichsten und angemessensten Ausdrucksformen der Konflikte der kindlichen Seele und erlauben uns, durch das Studium ihrer Symbolik den verborgensten Kern der neurotischen Symptome aufzudecken, den Ursprung der Entfernung des Kindes von der Realität, die auf den Ängsten gründet - Ausdruck seiner Schuldgefühle und seines

Bedürfnisses nach Selbstbestrafung sind.

Wie wir schon gezeigt haben, verbirgt und drückt die Zeichnung des neurotischen Kindes im selben Moment seinen Konflikt aus, macht ihn im Zuge der Analyse verständlicher und befreit den Kranken von ihm.

Sie ist eine zentrifugale psychologische Manifestation, die direkt durch das Unbewußte bestimmt erscheint", so MORGENSTERN in einem späteren Artikel über "Le Symbolisme et la valeur psychanalytique des dessins infantiles".[5]

Als direkter Ausdruck des Unbewußten ermöglichen die Zeichnungen einen analytischen Zugang zum verdeckten Kern des Individuums und haben gleichzeitig als Externalisierung des verdrängten Materials kathartische Funktion. So betrachtet MORGENSTERN die Zeichnungen, die sie vor allem in der Analyse des neurotischen Kindes als wichtiges Hilfsmittel verwendet, anstelle der verbalen Kommunikation als "zeichnerische Erzählung seiner Neurose" ("narration graphique de sa névrose", MORGENSTERN 1939, S. 41). Sie vermeidet damit die allzu schnelle Gleichsetzung mit dem Traum, die uns im folgenden immer wieder begegnen wird.

LEVY in den USA sieht die Behandlung von Kindern mit Hilfe künstlerischer Techniken als Effekt des "Child Guidance"-Gedankens an (LEVY 1934). Er läßt die Kinder einen Teil der ambulanten Behandlungsstunde malen und sie in der nächsten Stunde frei über die Bilder assoziieren. Vorteile sieht er in einer Beschleunigung des therapeutischen Prozesses, vor allem durch Verringerung von Widerständen und in der Verfügbarkeit von Material auch bei Verbalisationsschwierigkeiten der Kinder. Außerdem beschreibt er vor allem bezüglich des Ausdrucks negativer Übertragungsphänomene einen kathartischen Effekt der Zeichnungen. Für unverzichtbar hält LEVY dennoch die verbale Durcharbeitung und Interpretation der Konflikte im therapeutischen Prozeß.

LISS, ein amerikanischer Analytiker, der der "Mental Hygiene"-Bewegung nahesteht, fordert die Ausdehnung der Spieltechnik Melanie KLEINS in der Kinderanalyse auf die Arbeit mit künstlerischen Medien (LISS 1936). Er schreibt der Kunst eine kathartische Funktion zu und sieht in ihr eine Transformation subjektiver emotionaler Zustände des Individuums in eine objektive Form, die als Quelle der Information im diagnostischen wie im therapeutischen Bereich dienen könne (LISS 1938).

Eine Reihe von Analytikern JUNGscher Prägung beschäftigt sich in den 20er und 30er Jahren ebenfalls mit der Verwendung von Zeichnungen in ambulanten Therapien. In ihren Veröffentlichungen wird häufig von einer Gleichsetzung des Gestaltungsprozesses mit dem Traum ausgegangen. LEWIS schreibt in seinem Artikel über "Graphic art productions in schizophrenia" (1928) sehr zurückhaltend dazu: "Da graphische Produkte in ihrer Konstruktion einschließlich des Ausdrucks der Mechanismen der Traumarbeit, Träumen ähnlich sind ... und da sie aus demselben Material komponiert sind, bietet die zusätzliche und permanentere und vielleicht auch detailliertere Präsentation dieses Materials in einer Zeichnung oder anderen Graphik eine außergewöhnlich günstige Gelegenheit zu

Forschung und Therapie ..."[6]. Neben manifestem und latentem Inhalt, die beide analog zum Traum gesehen werden, weist LEWIS wieder einmal vor allem auf die frappierende Ähnlichkeit mit der Kunst "Primitiver" hin, die aus seiner Sicht "... unbegrenzte Möglichkeiten für dringend nötige Studien über das 'kollektive Unbewußte'..."[7] eröffnet. Gleichzeitig wird aber auch von LEWIS auf die Objektivierungsfunktion der Bilder hingewiesen: Sie dienten der Sozialisierung von Konflikten.

HEYER geht bezüglich der Analogie zum Traum einen Schritt weiter, indem er die Zeichnung als authentische Variante des Traumes ansieht. "Im Zeichnen und Malen, eventuell auch im plastischen Arbeiten, vermögen sich noch jene Seelenwelten zu offenbaren, die dem Wort unerreichbar sind, beziehungsweise in Worte gepreßt ihr charakteristisches verlören (ähnlich wie die Bilder des Traums, in Sprache übersetzt, vielfach entstellt werden) ... Dies gilt aber ganz besonders für die den tieferen seelischen Schichten angehörigen Welten, insbesondere für die dem Kollektiven angehörigen Seeleninhalte und -geschehnisse. Von vielem Seelischen erfährt man überhaupt nur, wenn es sich als 'Seelenfarbe' und 'Seelengestaltung' direkt in der Zeichnung ans Licht wagt." (HEYER 1929, S. 137-138). Das "kollektive Unbewußte", die archetypischen Strukturen offenbaren sich nach HEYER in den Bildern also noch direkter als in den Traumberichten.

Eng damit verknüpft ist für HEYER eine zweite Funktion des Zeichnens: "Ebenso wichtig wie zur Aufhellung und Erkenntnis des Inneren ist das Zeichnen aber auch im synthetischen Sinn der Analyse. Zeichnen heißt nicht etwa nur Erlebnisse mitteilen, sondern heißt als Zeichnen zugleich schöpferisches Leben produktiver Keime der werdenden Persönlichkeit. Innere Bildekräfte, im irrationalen Symbol schwingend, werden hier nicht nur offenbar, sondern sie leben sich auch aus in Wandlung, Gestaltung, Verwirklichung. Somit bedeutet das Zeichnenlassen der Kranken eine Möglichkeit, deren *innersten irrational-prälogischen Kern* (Hervorhebung M.G.) zu fruchtbarer Arbeit zu führen." (HEYER 1929, S.138).

WICKES (1938) sieht Traum, Vision, Phantasie und Zeichnungen als austauschbar an. Der unbewußte Inhalt werde in einem solchen "unconscious picture" abgebildet und nicht der Manipulation durch das Bewußtsein unterworfen. Ängste könnten zeitweise in die Bilder externalisiert werden. Außerdem werde die innere Wirklichkeit dauerhaft sichtbar gemacht. Ebenso geht GUTHEIL, der sich in seinem Buch mit der Sprache der Träume beschäftigt, in einem Abschnitt über Zeichnungen davon aus, "... daß der Maler in seinen Kunstwerken lediglich Träume produziert ..."[8].

BAYNES (zit. n. d. 3. Aufl. 1969, 1. Aufl. London 1940) sieht im Traum wie in den Zeichnungen ein objektives Medium, in das die psychischen Komplexe projiziert werden. Er hebt jedoch die Bilder insofern vom Traum ab, als sie eine aktive Teilnahme der bewußten Teile der Person am therapeutischen Prozeß erlaubten und somit über den Anschluß der inneren Phantasieaktivität an die äußere objektive Wirklichkeit unmittelbare Befreiung von innerer Spannung ermöglichten. Und weiter: "Es ist möglich, daß der größte Wert der Bilder in der Tatsache besteht, daß sie konkrete Repräsentationen des individuellen Mythos sind ..."[9].

5.2 Theoretische Grundlagen bei FREUD, KRIS und KLEIN

Es ist an dieser Stelle nicht Aufgabe unserer Erörterung, die Grundlagen einer psychoanalytischen Kunsttheorie zu entfalten, wie sie in der Nachfolge FREUDS vor allem von RANK, SACHS und KRIS entwickelt wurde (Vgl. v.a. RANK 1907, 1926, RANK und SACHS 1913, SACHS 1926, KRIS 1952). Hierzu liegen umfangreiche Veröffentlichungen von SPECTOR und NEUMANN vor, die übereinstimmend auf die Übernahme romantischer Genievorstellungen in der frühen psychoanalytischen Literatur zur Kunst verweisen[10].

Uns soll es vielmehr um die Grundlagen der psychoanalytischen Arbeit mit Hilfe von Bildern gehen. Selbstverständlich ist die Traumdeutung als Paradigma jeder psychoanalytischen Deutungsarbeit auch die Grundlage einer psychoanalytischen Arbeit mit Bildern. Die Funktion des Traumes, die Erfüllung eines unbewußten Wunsches und dessen verkleideter Ausdruck mittels der Mechanismen der Verschiebung, Verdichtung, sinnlichen Darstellung und sekundären Bearbeitung ist - ich folge darin RICOEUR - für FREUD Modell jeglicher kultureller Äußerungen. "Er besitzt diese Modellfunktion, weil sich in ihm alles Nokturne des Menschen offenbart, das Nokturne des Tages, wenn ich so sagen darf, wie das des Schlafs ... Die Psychoanalyse gilt in dem Maße, in dem Kunst, Moral und Religion analoge Gestalten, Varianten der Traummaske sind.", bemerkt RICOEUR weiter zu diesem Problem (RICOEUR 1974, S. 171).

Dem Traum, dem Reich der Phantasie, dem Spiel der Kinder, der Kunst, ist gemeinsam, daß sie "... eine Wunscherfüllung, eine Korrektur der unbefriedigenden Wirklichkeit ..." darstellen (S. FREUD 1908e, S. 216). "Der Dichter tut nun dasselbe wie das spielende Kind; er erschafft eine Phantasiewelt, die er sehr ernst nimmt, d.h. mit großen Affektbeträgen ausstattet, während er sie von der Wirklichkeit scharf sondert." (S.FREUD 1908e, S. 214). Seiner hier zitierten Auffassung entsprechend führt FREUD zur Illustration an anderer Stelle den bekannten "Naturschutzpark"-Vergleich an: "Die Schöpfung des seelischen Reiches der Phantasie findet ein volles Gegenstück in der Einrichtung von 'Schonungen', 'Naturschutzparks' dort, wo die Anforderungen des Ackerbaues, des Verkehres und der Industrie das ursprüngliche Gesicht der Erde rasch bis zur Unkenntlichkeit zu verändern drohen. Der Naturschutzpark erhält diesen alten Zustand, welchen man sonst überall mit Bedauern der Notwendigkeit geopfert hat. Alles darf darin wuchern und wachsen, wie es will, auch das Nutzlose, selbst das Schädliche. Eine solche dem Realitätsprinzip entzogene Schonung ist auch das seelische Reich der Phantasie." (S. FREUD 1916/17, S. 387).

In "Das Unbehagen in der Kultur" wird die analoge Funktion von Phantasie und Kunstgenuß bezüglich der Abwendung von der Realität nochmals ausgeführt: "Hier wird der Zusammenhang mit der Realität noch mehr gelockert, die Befriedigung wird aus Illusionen gewonnen, die man als solche erkennt, ohne sich durch deren Abweichung von der Wirklichkeit im Genuß stören zu lassen. Das Gebiet, aus dem diese Illusionen stammen, ist das des Phantasielebens; es wurde seinerzeit, als sich die Entwicklung des Realitätssinnes vollzog, ausdrücklich den Ansprüchen der Realitätsprüfung entzogen und blieb für die Erfüllung schwer durchsetzbarer Wünsche bestimmt. Obenan unter diesen Phantasiebefriedigungen steht der Genuß an Werken der Kunst, der auch dem nicht selbst Schöpferischen durch die Vermittlung des Künstlers zugänglich gemacht wird. Wer für den Einfluß der Kunst empfänglich ist, weiß ihn als Lustquelle und Lebenströstung nicht hoch genug einzuschätzen. Doch vermag die milde Narkose, in die uns die Kunst versetzt, nicht mehr als eine flüchtige Entrückung aus den Nöten des Lebens herbeizuführen und ist nicht stark genug, um reales Elend vergessen zu machen." (S. FREUD 1930a, S. 439).

Darüber hinaus hat die bildnerische Gestaltung einen weiteren wesentlichen Aspekt mit dem Traum gemeinsam: Das Denken in Bildern, von dem FREUD sagt, daß es "... nur sehr unvollkommenes Bewußtwerden (sei). Es steht auch irgendwie den unbewußten Vorgängen näher als das Denken in Worten und ist unzweifelhaft onto- wie phylogenetisch älter als dieses." (S. FREUD 1923b, S. 248).

Spiel, Phantasie und Kunst unterscheiden sich jedoch gemeinsam vom Traum insofern, als sie keine halluzinatorische Wunscherfüllung darstellen und, wie FREUD sich ausdrückt, mit einer "Zeitmarke" versehen sind, die den reinen unbewußten Vorstellungen nicht zukommt. "Eine Phantasie schwebt gleichsam zwischen drei Zeiten, den drei Zeitmomenten unseres Vorstellens." (S. FREUD 1908e, S. 217). Vergangenes, Gegenwärtiges und Zukünftiges erscheinen "... wie an der Schnur des durchlaufenden Wunsches aneinandergereiht." (S. FREUD 1908e, S. 218). Phantasie und künstlerische Gestaltung ist somit nicht nur Regression des Wunsches auf einen früheren Zustand, sondern gleichzeitig auch Eröffnung und Gestaltung eines noch nie Realisierten.

Die Verschränkung von Regression und Progression liegt jedem therapeutischen Prozeß zugrunde. KRIS faßt in seinen "Bemerkungen zur Bildnerei der Geisteskranken" (1936) den selben Sachverhalt als formale Regression:[11] als Rückkehr zum Primärvorgang im Dienste des Ich: das Ich bedient sich seiner. Das "... Ich behält seine Herrschaft, bearbeitet auf seine Weise, sorgt, daß die Entstellung nicht zu weit gehe." (KRIS 1936, S. 369). Im Gegensatz dazu wird die Bildnerei psychotischer Menschen von KRIS als Restitutionsversuch beschrieben, folgend der Regression zum Primärvorgang, der das geschwächte Ich überschwemmt. Sicherlich ist zu akzeptieren, daß KRIS eine Schwächung der Ich-Kräfte feststellt; gegen die KRISsche Konzeption bleibt aber einzuwenden, daß auch in der Behandlung psychotischer Patienten, wie von mir an anderer Stelle dargelegt wurde (GÜNTER 1987), die Regression nicht nur einen Restitutionsversuch darstellt, sondern gerade in Phantasie, Spiel und künstlerischer Gestaltung die Voraussetzung einer wirklichen Entwicklung in sich trägt.

Ein weiterer Unterschied betrifft Traum und Tagtraum einerseits und Spiel und Gestaltung andererseits. Anstelle der halluzinatorischen Wunscherfüllung - wie sie uns im Traum erhalten bleibt - tritt im Zuge der Entwicklung das kindliche Spiel als eine andere Möglichkeit der Bewältigung der Abwesenheit (Vgl. S. FREUD 1920g, S. 11-15). In ihm bringt sich das Kind in eine aktive Rolle, wobei es seine Spielwelt sehr wohl von der Wirklichkeit unterscheidet. Das Kind lehnt dabei "... seine imaginierten Objekte und Verhältnisse gerne an greifbare und sichtbare Dinge der wirklichen Welt an. Nichts anderes als diese Anlehnung unterscheidet das 'Spielen' des Kindes noch vom 'Phantasieren'."[12] Mit dem Erwachsenwerden wird diese Anlehnung an reale Objekte aufgegeben, das Spiel wird ersetzt durch den Tagtraum. Aus diesem "Zwischenreich der Phantasie"[13] gibt es nach FREUD einen Weg zurück zur Realität. Es ist die Kunst, die Lustprinzip und Realitätsprinzip auf ihre Weise versöhnt: "Der Künstler ist ursprünglich ein Mensch, welcher sich von der Realität abwendet, weil er sich mit dem von ihr zunächst geforderten Verzicht auf Triebbefriedigung nicht befreunden kann und seine erotischen und ehrgeizigen Wünsche im Phantasieleben gewähren läßt. Er findet aber den Rückweg aus dieser Phantasiewelt zur Realität, indem er dank besonderer Begabungen seine Phantasien zu einer neuen Art von Wirklichkeiten gestaltet ..." (S. FREUD 1911b, S. 236). Gemeinsam ist also dem Spiel und der Gestaltung im Gegensatz zum Traum und zum Tagtraum die stärkere Anlehnung an die Realität, die zur Schaffung neuer Wirklichkeiten führt. Insofern ist Noch-Nie-Bewußtes, was im Tagtraum erst phantasierbar wird, im Spiel und in der Gestaltung probatorisch zu verwirklichen. Dies gilt für die Gestaltung im therapeutischen Prozeß, wie in anderer Weise auch für die künstlerische Gestaltung: Die Werke sind Symptom und Kur zugleich. Kur nicht auf Grund einer nicht näher bestimmbaren kathartischen Wirkung, sondern insofern, als die Bildwerke "... nicht bloße Projektionen der künstlerischen Konflikte sind, sondern die Skizzierung ihrer Lösung; der Traum blickt zurück, in die Kindheit, in die Vergangenheit; das Kunstwerk ist dem Künstler selbst voraus ..." (RICOEUR 1974, S. 184).

Sie bereichern "... das Erbe der Kulturwerte mit Bedeutungen ..." (RICOEUR 1974, S. 183), so wie die Gestaltung im therapeutischen Prozeß neue Bedeutungen der Vergangenheit hervorbringt. Es darf bei diesen grundsätzlichen Ausführungen allerdings nicht übersehen werden, daß Kunstwerk und Gestaltung im therapeutischen Prozeß bezüglich ihrer gesellschaftlichen Gültigkeit unterschiedlich bestimmt sind, d.h. sich auch jeweils sehr unterschiedlich an die Realität anlehnen und, daß diese Unterschiede nicht zur Deckung zu bringen sind.

Die konkrete Umsetzung dieser Vorstellungen in die therapeutische Technik erfolgte zunächst vor allem in der Kinderanalyse. Denn insbesondere in der Analyse kleinerer Kinder ergab sich die Schwierigkeit, daß Assoziationen durch die Sprache, die ja in der Erwachsenenanalyse Grundlage der Arbeit sind, nur sehr unvollkommen zu erhalten sind. Vor allem Melanie KLEIN entwickelte auf Grund dieser Schwierigkeit eine Modifikation der therapeutischen Technik: die Spielanalyse. Beim Kind stehe an Stelle der Gedanken und Worte noch die Handlung, das Agieren spiele bei ihm eine überragende Rolle. Grundlage ihrer Spieltechnik ist auch für KLEIN die Analogie zwischen Traum und Spiel. Die Spielanalyse berücksichtige dabei die oben genannten Besonderheiten des kindlichen Seelenlebens. "Das Kind bringt durch das Spiel Phantasien, Wünsche, Erlebnisse in symbolischer Weise zur Darstellung. Es bedient sich dabei der gleichen Sprache, der archaischen, phylogenetisch erworbenen Ausdrucksweise, die wir aus dem Traume kennen .... Wir müssen, wenn wir das Spiel im Zusammenhang mit dem ganzen Gehaben des Kindes in der Analysenstunde richtig erfassen wollen, nicht nur die oft im Spiel so deutlich hervortretende Symbolik, sondern alle Darstellungsmittel und Mechanismen der Traumarbeit beachten und der Erforschung der ganzen Zusammenhänge eingedenk bleiben .... Was uns das Kind in einer Analysenstunde zeigt, wobei es vom Spiel mit dem Spielzeug zur Darstellung durch die eigene Person übergeht, dann wieder zum Spiel mit Wasser, zum Ausschneiden von Papier, zum Zeichnen - wie es das tut, warum der Wechsel einsetzt und welche Mittel es zur Darstellung wählt -, dieses bunte, oft wirr und sinnlos scheinende Durcheinander zeigt sich als wohlgeordnet und wird sinnvoll, wenn wir es wie den Traum deuten." (KLEIN 1932, zit. n. d. dt. Ausg., München 1979, S. 22-23). KLEIN weist dabei vor allem darauf hin, daß die Bedeutung nur aus der Kenntnis der ganzen analytischen Situation und der Übertragungsbeziehung erschlossen werden könne, da jedes einzelne Spielzeug und jede einzelne Spielhandlung ungemein vieldeutig sei.

Allerdings setzt KLEIN ganz entschieden das Spiel und die Zeichnung nicht - wie andere Autoren (vgl. Kapitel 5.1) - undifferenziert mit dem latenten Trauminhalt gleich. Stattdessen schreibt sie: "Ebenso wie die Assoziationen zu den Traumstücken zur Aufdeckung des latenten Trauminhaltes führen, vermitteln die Einzelheiten der Spielhandlungen, *die den Assoziationen entsprechen* (Hervorhebung M.G.), einen Einblick in den latenten Spielinhalt. Indem ferner in der Spielanalyse nicht weniger als in der Erwachsenenanalyse immer wieder die gegenwärtige Situation als Übertragungssituation aufgefaßt, die Beziehung zur ursprünglich erlebten oder phantasierten Situation hergestellt wird, gibt sie dem Kinde die Möglichkeit, diese Situation in der Phantasie voll durchzuleben und durchzuarbeiten." (KLEIN 1932, S. 34-35). An anderer Stelle wird darüber hinaus auch von KLEIN der stärkeren Anlehnung des kindlichen Spielens an die Realität Rechnung getragen und damit das Spiel vom Traum unterschieden: "Da aber das Kinderspiel infolge seiner (im Vergleich zum Traume) stärkeren Beziehung zur Realität und der überragenden Rolle, die es als vornehmster Ausdruck des kindlichen Seelenlebens spielt, häufig einer stärkeren sekundären Bearbeitung unterliegt als der Traum, so können wir die verschiedenen Strömungen des Seelenlebens nur schrittweise durch die Veränderungen des Spiels kennenlernen." (KLEIN 1932, S. 136-137).

Die Anlehnung des kindlichen Spiels an die Realität dient der Stärkung des Ich, indem Phantasien im Spiel organisiert werden können. Die durch diese indirekte, symbolische Darstellung erfolgende Bindung primitiver Ängste ermöglicht deren leichtere Darstellbarkeit im Vergleich zu verbalen Assoziationen[14]. KLEIN hält allerdings daran fest, daß es letztlich "... ein Erfordernis einer zu Ende geführten Analyse des Kindes jeden Alters zu sein (scheint), daß das Kind auch von der Sprache, die die Brücke zur Realität herstellt, in vollem Maße in der Analyse Gebrauch mache." (KLEIN 1932, S. 30).

5.3 Der therapeutische Zugang zur Individualität des Menschen mit Hilfe von Bildern

Die neuartige Verbindung von Therapie und gestalterischer Tätigkeit, die sich hier andeutet, hatte verschiedene Entwicklungen zur Voraussetzung. Angerissen wurde im vorigen Kapitel der weite Bezugsrahmen dieser Verbindung: die ausgedehnte Diskussion über Genie und Wahnsinn, die veränderte Stellung, die der Kunst in der Gesellschaft zukommt, das damit verknüpfte, weit über psychiatrische Fachkreise hinausreichende Interesse an den Bildnereien der Geisteskranken. Dargestellt wurde auch, wie ein Teil der Psychiater aus diagnostischen Gründen Interesse an den Bildwerken entwickelte.

Dies ist zunächst einmal zu verstehen auf dem in Kapitel 3 angesprochenen Hintergrund. Der frühere therapeutische Optimismus der Psychiater des "Moral Treatment" hatte angesichts der Erfahrungen in den ständig überfüllten Irrenanstalten einer resignativen Haltung bezüglich der Heilungschancen Platz gemacht. Parallel dazu vollzog sich eine bis heute nicht wirklich überwundene Uminterpretation der Geisteskrankheit in eine im wesentlichen somatisch-degenerative Erscheinung. Das Interesse wendete sich ab von der Therapie und der Verfeinerung diagnostischer Möglichkeiten zu. Als herausragender Vertreter dieser Veränderung ist KRAEPELIN zu nennen. Die alte therapeutische Technik des "Moral Treatment" hatte mit Hilfe äußerlicher, unspezifischer Maßnahmen der Pädagogik, die eine Verinnerlichung der äußeren Disziplin zum Ziel hatten, und mit der Veränderung des Milieus gearbeitet. Die Einflüsse des Milieus spielten - neu gefaßt - noch in der Konzeption des "Somatikers" GRIESINGER eine bedeutende Rolle. In KRAEPELINS Arbeit bleibt von den Elementen dieser Behandlungstechnik nur noch die Beruhigung erregter Kranker, die Beschäftigung der Arbeitsfähigen und die Orientierung auf das einfache Landleben wesentlicher Bestandteil. Der Schwerpunkt verschiebt sich auf eine genaue Klassifikation und Diagnostik, auf die zweifelsfreie Unterscheidung Heilbarer und abzusondernder Unheilbarer.

In dieser Situation eröffnete die Psychoanalyse grundsätzlich neue therapeutische Möglichkeiten. Ein zentraler Punkt des neuen, psychoanalytischen Paradigmas ist die Möglichkeit des Zugangs zur individuellen Geschichte des Patienten, zu seiner Individualität. Alle seine Äußerungen erscheinen als mit Sinn erfüllte in Bezug auf diese Geschichte. Dies gilt insbesondere, wie oben ausgeführt, für das "Zwischenreich der Phantasie" und die aus ihm entwickelten Kulturäußerungen.

Von der Seite der Ästhetik, der Kunsttheorie her zieht die künstlerische Moderne wie in Kapitel 4.3 skizziert, die Konsequenz aus einer veränderten Funktion von Kunst als gesellschaftlich-sozialem Phänomen: Gestaltung wird zum Ausdruck, zur Entäußerung der Individualität des Menschen. Sie wird gegen die gesellschaftliche Konvention gerichtet zum sichtbaren Zeichen dessen, was im Menschen verborgen liegt, Enthüllung nicht mehr nur der Schönheit der Natur, sondern des Innersten des Menschen.

Dies bezeichnet, aus veränderten gesellschaftlichen Bedingungen und einem auf diese bezogenen gemeinsamen ideengeschichtlichen Hintergrund erwachsend, den Schnittpunkt der therapeutischen Verwendbarkeit von Gestaltung. Kreative Gestaltung kann nunmehr als ideales Medium der Therapie erscheinen.

Indem Gestaltung wesentlich konzipiert wurde als unmittelbarer Ausdruck des Unbewußten, verwandt dem Traum und mit denselben Mechanismen ausgestattet, wurde vielfach ihre Anlehnung an die Realität ausgeblendet, die bei FREUD noch im Zentrum des Interesses stand.

Es verschwindet damit in der konkreten therapeutischen Umsetzung häufig die Reflexion auf ihre Funktion, Vergangenes zu bewältigen, indem sie an die Stelle des empfundenen Mangels den Entwurf einer veränderten Realität im Sinne einer Re-Konstruktion der Vergangenheit setzt. Die Wahrnehmung der Gestaltung als Manifestation eines Keims von Noch-Nie-Bewußtem wird in diesen Überlegungen denn auch ersetzt durch die Vorstellung einer Katharsis, die aus dem unmittelbaren Ausdruck des Unbewußten resultiere. Dieses Konzept einer "Reinigung der Seele" unter Vernachlässigung der Mechanismen der sekundären Bearbeitung und der Anlehnung an die Realität vernachlässigt auch die Beziehung auf ein Gegenüber in der Therapie. Damit schwindet die Möglichkeit, in die Gestaltung eingehende optische Vorerfahrungen - auch und gerade solche, die jenseits einer künstlerischen Ausbildung liegen - und Struktureigenschaften des Mediums, die bei jeder Gestaltung eine tragende Rolle spielen, mit in Betracht zu ziehen. So wird auch nicht des Nachdenkens für Wert befunden, daß Träume nach der sekundären Bearbeitung dem Therapeuten in Sprache mitgeteilt werden, wodurch dann bei der gängigen Gleichsetzung von Bild und Traum, das Bild als unbearbeitet erscheint und damit die Mechanismen der sekundären Bearbeitung im Medium des Bildes, die bei jeder Gestaltung eine große Rolle spielen, gar nicht erst ins Blickfeld kommen.

Diese hier sich andeutende Ablösung der Gestaltung aus der Beziehungskonstellation - von manchen Autoren in projektiver Weise als klassisches Merkmal der schizophrenen Bildnerei angesehen - und ihr Aufgehen in einem Konzept naturwüchsiger, ursprünglicher und aus dem Individuum wie aus einem "Hortus conclusus" hervorbrechender Kreativität wird uns im weiteren noch beschäftigen.

Anmerkungen

[1] Ähnlich verfährt FREUD in seiner Schrift "Eine Teufelsneurose aus dem siebzehnten Jahrhundert" (1923d), wo er den gemalten Teufelsvisionen des Malers HAIZMANN einige zusätzliche Hinweise auf die Funktion der Symptombildung entnimmt.

[2] Zur Illustration sei eine Stelle etwas ausführlicher zitiert: "Am 23. November sah sie abends im Dämmerzustand einen Raubvogel, machte mit ihren Fingern Vogelkrallen, lachte, verkroch sich dann wieder mit allen Zeichen der Angst unter die Bettdecke.

Am 26. November hatte sie wieder die gleiche Erscheinung, ein Wesen halb Mensch, halb Vogel. Sie glaubte in der Schule zu sein und den Raubvogel auf einem langen, niedrigen, grünen Gegenstande sitzen zu sehen. Sie lieferte dazu Figur 5. In der gleichen Nacht träumte sie, sie müsse zu einem bestimmten Professor, um für ihren Bruder ein Stipendium zu erbitten. Der Professor sah sie unfreundlich an und sagte: 'Bevor das Gebäude fertig ist, kann ich nichts geben'.

Zur Erklärung des Traumes teilte sie später mit, daß der Professor für 'Gebäude' einen zweideutigen Ausdruck gebraucht habe, der auch 'körperliche Entwicklung' bedeuten könne, und daß es sich um einen Professor handelte, der seine Gunst nur solchen Schülerinnen zugewandt habe, die ihm in geschlechtlicher Beziehung gefällig waren. Sie habe er nicht gemocht, weil sie ihm noch zu jung war. Später habe sie mit ihm folgendes Erlebnis gehabt. Er habe sie unter allerlei Vorspiegelungen in sein Bibliothekszimmer gelockt, habe sie dort auf eine lange, niedrige, grün verhängte Bank oder Kiste gelegt und verlangt, daß sie ihm seine Knie (sic!) zeige. Als sie sich wehrte, habe er sie, wie ein Raubvogel seine Beute mit den Krallen faßt, mit seinen langen knochigen Fingern an einem Arm und den Beinen gepackt. Dieser Professor sei ihr in Gestalt eines Raubvogels in ihrem Dämmerzustande wieder erschienen. Die unverkennbare Ähnlichkeit der Raubvogelzeichnung mit einer schematischen Darstellung weiblicher Genitalien erklärt sich leicht aus dem Inhalte des oben skizzierten Traumes." (BERTSCHINGER 1912, S. 77-78).

[3] "... représenté par des dessins inspirés par l'inconscient de l'enfant." (MORGENSTERN 1927, S. 503).

[4] "Chez notre malade le refoulement a activé son imagination et a contribué à la richesse du sujet de ses dessins ..." (MORGENSTERN 1927, S. 501).

[5] "Les dessins se rélèvent être comme les expressions les plus variées et les plus appropriées des conflicts de l'âme infantile et nous permettent par l'étude de leur symbolisme d'atteindre le noyau le plus caché des symptômes névrotiques, l'origine de l'éloignement de l'enfant de la réalité, basé sur les peurs - expressions de son sentiment de culpabilité et de son besoin d'autopunition.

Le dessin de l'enfant névrosé cache et exprime en même temps, comme nous l'avons déjà indiqué, son conflict, rend ce dernier au cours de l'analyse plus compréhensible et en libère le malade.

C'est une manifestation psychologique centrifuge, qui parait être régie directement par l'inconscient." (MORGENSTERN 1939, S. 48).

[6] "Since graphic productions are similar to dreams in their construction, including the expression of the dream work mechanisms ... and are composed of the same material, the additional and more permanent and perhaps more detailed presentation of this material in a drawing or other graph affords an exceptionally favorable research and therapeutic opportunity ..." (LEWIS 1928, S. 363-364).

[7] "... unlimited opportunities for much-needed studies on the 'collective unconscious' ..." (LEWIS 1928, S. 365).

[8] "... that in his works of art the painter produces nothing but dreams ..." (GUTHEIL 1939, S. 204).

[9] "It is possible that the greatest value of the drawings consists in the fact that they are concrete representations of the individual myth ..." (BAYNES 1969, S. 113).

[10] SPECTOR (1973), NEUMANN (1986), vgl. auch PRIEBE (1983). BREUER (1985) entwickelt in seinem Aufsatz über "Freuds kunstpsychologische Methoden" vor allem drei Probleme einer psychoanalytischen Kunsttheorie:

1. ein undialektisches Verständnis von Form und Inhalt, für das der Inhalt das Zentrale ist, wohingegen die Form als das Akzidentelle, Ablösbare erscheint.

2. bleibe unberücksichtigt die Formtradition, in der ein Kunstwerk stehe, wie auch der kollektive Charakter des Rezeptions- und Wirkungsvorganges, was zu einer Gleichsetzung von Kunstwirklichkeit und Lebenswirklichkeit führe (ich bin der Auffassung, daß dies mindestens genauso stark die unvermittelte Gleichsetzung des Kunstwerks mit dem Traum befördert) und

3. die Vernachlässigung des zeitlichen und kulturellen Abstandes bei der Beurteilung der erörterten affektiven Zustände im Sinne der Annahme einer zeitlichen und kulturellen Invarianz seelischer Strukturen und Prozesse.

Vgl. außerdem KUHNS (1982, 1986), der auch den Unterschied zwischen Sprache und Bild streift, ohne jedoch m.E. zu wirklich schlüssigen Ergebnissen zu kommen.

[11] Vergleiche Sigmund FREUD (1900a), S. 554, der topische, zeitliche und formale Regression unterscheidet, um dann fortzufahren: "Alle drei Arten von Regression sind aber im Grunde eines und treffen in den meisten Fällen zusammen, denn das zeitlich ältere ist zugleich das formal primitive und in der psychischen Topik dem Wahrnehmungsende nähere."

[12] Sigmund FREUD (1908e), S. 214. Vergleiche dazu auch FREUDS Äußerung in den "Formulierungen über die zwei Prinzipien des psychischen Geschehens" (1911b), S. 234: "Mit der Einsetzung des Realitätsprinzips wurde eine Art Denktätigkeit abgespalten, die von der Realitätsprüfung freigehalten und allein dem Lustprinzip unterworfen blieb. (Ähnlich wie eine Nation, deren Reichtum auf der Ausbeutung ihrer Bodenschätze beruht, doch ein bestimmtes Gebiet reserviert, das im Urzustande belassen und von den Veränderungen der Kultur verschont werden soll (Yellowstonepark), (Anmerkung FREUDS)). Es ist dies das Phantasieren, welches bereits mit dem Spielen der Kinder beginnt und später als Tagträumen fortgesetzt die Anlehnung an reale Objekte aufgibt."

[13] Sigmund FREUD (1916-17), S. 391. Schon SCHILLER setzte in seinen Briefen "Über die ästhetische Erziehung des Menschen" (1793/94) Spiel und Schönheit ganz analog in eins und konzipiert ihr Verhältnis zu Lustprinzip und Realitätsprinzip ganz ähnlich. "Da sich das Gemüt bei Anschauung des Schönen in einer glücklichen Mitte zwischen dem *Gesetz* und *Bedürfnis* (Hervorhebung M.G.) befindet, so ist es eben darum, weil es sich zwischen

beiden teilt, dem Zwange sowohl des einen als des andern entzogen." (Brief 15).
[14] Nur am Rande sei darauf hingewiesen, daß KLEIN das kindliche Spiel auch als Versuch der Wiederherstellung des zerstörten mütterlichen Primärobjektes faßt, was zu einer Reduzierung von Angstquantitäten führe. Dieses Konzept wird u.a. von LEE (1949) zur Erklärung der Motivation zum Schaffen von Kunstwerken herangezogen.

6 Die Errichtung therapeutischer Malateliers in psychiatrischen Kliniken

6.1 Voraussetzungen und Bezugspunkte: "Occupational Therapy", "Mental Hygiene Movement" und "Child Guidance Movement"

In den USA, wie zum Teil auch in England mischten sich in der stationären und ambulanten Behandlung von Kindern und Jugendlichen vielfach Erkenntnisse und Therapieansätze der Psychoanalyse und Gedanken und Techniken des "Mental Hygiene" bzw. "Child Guidance Movements"[1]. Vor allem die Kinderanalyse Anna FREUDS und die Spieltechnik Melanie KLEINS wurden aufgegriffen und auf die Notwendigkeiten in solchen Behandlungseinrichtungen zugeschnitten. ENGLISH schreibt in seinem Überblick über "Treatment of behavior disorders in children" in "Child Guidance Clinics" 1936: "Die Kunsttechnik von Anna Freud und die Spieltechnik von Miss Klein zeigten sich schon als wertvolle Beiträge zum Studium des kindlichen Geistes."[2] Psychoanalytisches Gedankengut spielte eine große Rolle in der Behandlung von verhaltensgestörten Kindern. "Viele Psychiater haben auch Spielmaterial und beobachten die Kinder, während sie es gebrauchen. In ihren Spielen enthüllen sie oft die Natur ihrer Konflikte und zeigen dadurch die Richtung an, in der die Therapie angewendet werden sollte. Autobiographie und Zeichnen sind andere Methoden, die demselben Zweck dienen. Sie sind ein motorischer Ausdruck anstatt eines verbalen."[3] Auch GITELSON und Mitarbeiter schrieben 1938, daß das häufige Scheitern klassischer "Child Guidance" Techniken, die ja vorwiegend im Versuch bestanden, die Umgebung des Kindes günstig zu verändern, sie dazu veranlaßt habe, die Möglichkeiten der Spieltherapie auszuprobieren. Sie kommen aufgrund ihrer Erfahrung zu dem Ergebnis: "... Spieltherapie ist ein bedeutsamer neuer Behandlungsfaktor. Als solcher scheint sie ein wertvoller Teil des allgemeinen Vorgehens einer 'Child Guidance Clinic' zu sein."[4]

Je mehr sich der Schwerpunkt von einer Manipulation der Umgebungsfaktoren zu einer direkteren psychotherapeutischen Behandlung der Kinder verlagert[5], desto wichtiger werden Behandlungsformen wie Spieltherapie und Malen. EDELSTON führt aus, daß der freie Ausdruck des Kindes, seiner intimsten Phantasien, durch das Spiel gefördert werde. Die innere Welt des Kindes bestehe in wichtigen Teilen aus Bildern und motorischen Schemata, welche in den Zeichnungen oft schneller Ausdruck finden könnten als in einer verbalen Übersetzung (EDELSTON 1939, S. 528 bezieht sich dabei v.a. auf die entwicklungspsychologischen Forschungen PIAGETS).

Auch im stationären Setting findet Malen als psychotherapeutisches Hilfsmittel Verwendung. "Die Zeichnungen der Kinder und die zugehörigen Kommentare bieten einen hilfreichen Zugang zum Innenleben der Kinder, das nur inoffiziell zum Ausdruck kommt.", sie ermöglichten einen Einblick in unbewußte oder vorbewußte Konflikte, schreibt APPEL 1931[6]. Oder FREEMAN berichtet aus der Wayne County Training School (FREEMAN 1936), daß die manchmal notwendige, psychoanalytisch orientierte individuelle Behandlung aufgenommener Kinder entlang der Zeichnungen und der zugehörigen Kommentare erfolgte. Die Zeichnungen werden dabei als Ausdruck der unbewußten Konflikte angesehen. Während so das Malen einerseits als Mittel in der individuellen Psychotherapie von Kindern erscheint, führt das Weiterwirken von Ansätzen aus dem "Child Guidance Movement" dazu, daß nach Möglichkeiten zu "recreational or vocational changes", zu Veränderungen in Freizeitverhalten und beruflicher Sphäre gesucht wird. "'Recreational therapy' (d.h. eine Therapie, die mit den Mitteln der gemeinsamen Gestaltung der Freizeit arbeitet, M.G.) wird als Mittel des Selbstausdrucks empfohlen. Durch 'Art classes' (Kunstunterricht), dramatische Clubs etc. erhält das Kind eine Möglichkeit sich auszudrücken."[7] Es ist hier sehr schön nachzuvollziehen - wir werden das in Kapitel 6.2 genauer verfolgen - wie die Mischung beider Ansätze zur Einrichtung von "Art classes" führt.

Zuvor scheint es zum besseren Verständnis jedoch nötig, in aller Kürze auf die Entwicklung des "Child Guidance Movement" und des "Mental Hygiene Movement" und der damit verknüpften Entwicklung der "Occupational Therapy" einzugehen. BING sieht die Entwicklung der "Occupational Therapy" in den USA als eine Wiederaufnahme der Ideen des "Moral Treatment" an (BING 1981, S. 499ff., ganz ähnlich auch KIELHOFNER und BURKE 1977, S. 651ff).

Bezugspunkt für die Reformer der neuen Ansätze war vor dem 1. Weltkrieg das deutsche System, wo ja seit jeher schon aus ökonomischen Gründen auf ausgedehnte arbeitstherapeutische Möglichkeiten Wert gelegt worden war (vgl. dazu u.a. FOX 1978, S. 61). Die Wiederaufnahme der Ideen des "Moral Treatment" erfolgte daher v.a. über die Rezeption der in Deutschland schon um die Jahrhundertwende weit entwickelten Beschäftigung der Kranken aus therapeutischen Gründen. Zur Entwicklung einer Arbeitstherapie im engeren Sinne zu Anfang des Jahrhunderts in Deutschland hat vor allem Herrmann SIMON in Gütersloh beigetragen. Ihm lag an regelmäßiger Betätigung an der oberen Grenze der Leistungsfähigkeit. Die vierthöchste seiner fünf Stufen mit "feineren Kunstarbeiten", "Anfänge der Kunstweberei" und "Teppichweberei" würde heute der Beschäftigungstherapie zugeordnet werden. In der Tradition des "Moral Treatment" und entsprechend den zeitgenössischen Vorstellungen, wie sie in Kapitel 3 dargelegt wurden, werden von SIMON künstlerische Tätigkeiten wie Malen, Modellieren und Musik "... in die Kategorie der 'Liebhabereien' verwiesen und allenfalls - in der Nachfolge von Pinel und Esquirol - als 'passende Beschäftigung für Kranke höherer Stände' zugelassen." (JENTSCHURA und JANZ

1979, S. 10).

Die bekannten Argumente aus den Schriften des "Moral Treatment" begegnen uns in der "Occupational Therapy" wieder: "Müßiggang bringt Selbstbetrachtung, das Überborden von Problemen hervor und nährt Wahnvorstellungen."[8] Einen Ausweg bietet die Herstellung von mehr oder weniger nützlichen Dingen in überschaubaren Arbeitsprozessen: die "Occupational Therapy". Sie steigert das Interesse, fixiert die Aufmerksamkeit oder - wie Adolph MEYER in seinem Aufsatz "The philosophy of occupational therapy" schreibt - sie organisiert die Zeit, errichtet einen Lebensrhythmus "by doing things" (MEYER 1922). Der aktive und nutzvolle Gebrauch der Zeit steht im Vordergrund und reicht von Sport und Spiel über "Arts and crafts" bis hin zu Industriearbeit als Beschäftigungstherapie und Vorbereitung auf das normale Leben. Kunsthandwerkliche Arbeiten werden gerne herangezogen, da sie als leichtes Mittel angesehen werden, Kontakt zum Patienten zu schaffen, ihn für die Außenwelt zu interessieren, seine kreativen Impulse stärken und sehr gut den Fähigkeiten des Patienten anzupassen sind (vgl. dazu SLAGLE 1934, S. 292-293, zit. auch bei BING 1981, S. 510).

Die Entwicklung des "Mental Hygiene Movement" ist - auch personell (z. B. Adolph MEYER) - eng verknüpft mit der "Occupational Therapy". Ich möchte mich auf einige kurze Bemerkungen beschränken. Eine ausführliche Darstellung findet sich bei CASTEL et al. (1982) und bei FOX (1978). Das Scheitern des bisherigen Umgangs mit psychisch Kranken in den Anstalten - Bewachung und Ausschließung statt Behandlung, die untragbaren Zustände in den überfüllten Anstalten u.a. - und die zunehmende Besorgnis über Kriminalität und dissoziales Verhalten bei Kindern bringt eine progressive reformerische Bewegung zu Beginn dieses Jahrhunderts hervor. Das Ziel dieser "Mental Hygiene"-Bewegung ist zunächst weniger die Behandlung seelisch erkrankter Kinder und Erwachsener als vielmehr die Prophylaxe und Korrektur sozial devianten Verhaltens[9]. Früherkennung und Frühbehandlung heißt die Devise der neueingerichteten "Psychopathic Wards", "Child Guidance Clinics" und ähnlicher Einrichtungen[10].

Im Zentrum der Bemühungen steht zunächst die kindliche Abweichung. Ihr wird nicht, wie im 19. Jahrhundert üblich, mit moralisierendem Urteil und Wohltätigkeit begegnet, sondern durch Entwicklung eines mehr und mehr professionellen "Social case work", bei dem die Einflüsse des sozialen Mediums berücksichtigt werden. Einen Ausweg aus dem Dilemma zwischen alter und neuer Orientierung bietet die Psychohygiene, die sehr früh Teile des psychoanalytischen Gedankenguts aufnimmt. Ohne weiterhin moralisierende Urteile anwenden zu müssen, erlaubt sie eine Individualisierung und neben dem "Environmental approach" auch einen Zugriff auf das Innere des Individuums. Die Psychohygiene trägt so in einer Situation, in der notwendige soziale Reformen nicht durchsetzbar sind, zu einer Lösung des Problems abweichenden Verhaltens bei. Auf dieser Grundlage erfolgt dann noch vor dem 1. Weltkrieg der Aufbau einer ambulanten und stationären Kinderpsychiatrie. Sie hat im weiteren Modellcharakter auch für Einrichtungen zur individualisierenden Behandlung seelischer Erkrankungen bei Erwachsenen mit dem Ziel einer sozialen Wiedereingliederung.

6.2 Therapeutische Malateliers in psychiatrischen Kliniken

Seit Mitte der 30er Jahre erscheint eine Reihe von Berichten über die Einrichtung von gestaltungstherapeutischen Möglichkeiten in Form von Malateliers in psychiatrischen Kliniken. Diese Arbeiten enthalten meist nur kurze Bemerkungen zu Organisation und Entstehung des jeweiligen Malateliers, die Ausstattung und die räumlichen Gegebenheiten finden praktisch keine Berücksichtigung. Vielmehr stehen Ausführungen zum therapeutischen Konzept und therapeutisch-technische Überlegungen zum Umgang mit den Patienten in den Malateliers im Zentrum. Darüberhinaus beschäftigen sich die Autoren vor allem mit Reflexionen zur therapeutischen Wirksamkeit gestaltender Tätigkeit.

Einen ersten Einschnitt stellt die "Exposition internationale d'art psychopathologique" 1950 in Paris dar. Auf dieser ersten internationalen Ausstellung zum Thema werden neben spontan entstandenen Werken aus einer Reihe von Privatsammlungen solche aus insgesamt 20 Malateliers gezeigt. Das Buch von VOLMAT (1956) enthält einen umfangreichen Katalog der Ausstellung und beschreibt einen Teil der ausstellenden Ateliers kurz, wobei auch dort die äußeren Rahmenbedingungen in der Regel nicht weiter ausgeführt werden. Bei 16 dieser Ateliers stellt die Arbeit VOLMATS bzw. die kurze Zeit nach der Ausstellung erfolgte Veröffentlichung von BERGERON und VOLMAT (1952b) die einzige Quelle für die Existenz und Beschreibung dar. Zu 4 dieser Malateliers konnten durch intensive Literatursuche und bibliographische Arbeit weitere Veröffentlichungen aufgefunden und ausgewertet werden.

Von den insgesamt 20 nachweisbaren US-amerikanischen Malateliers nahmen nur 6 - davon waren 5 in Kliniken der Veterans Administration - an der Pariser Ausstellung teil. Die übrigen 14 konnten bis auf ein Atelier durch Originalveröffentlichungen belegt werden (s. Tab. 1). Meist ist auch hier trotz intensiver bibliographischer Arbeit nur eine Quelle nachzuweisen. Eine Ausnahmestellung nehmen die als erste Malateliers 1935 bis 1938 eingerichteten "Art classes" des Bellevue Hospital (New York) ein, zu denen insgesamt 7 Veröffentlichungen vorhanden sind. Das gleichzeitig (1935) entstandene Malatelier des Psychiatric Institute and Hospital (New York) ist durch 2 Arbeiten beschrieben.

Insgesamt läßt sich somit bis 1950 weltweit die Einrichtung von 34 therapeutischen Malateliers nachweisen. Die ersten wurden in den USA eingerichtet, wo auch von der Zahl her bis 1950 die meisten entstanden (20), es folgen der Zahl nach Großbritannien (6), Frankreich (4), Brasilien (3) und Kanada (1). Mit diesem Zeitpunkt ist die erste Phase der Ateliergründungen als abgeschlossen anzusehen.

In einzelnen Fällen ist aus der Literatur lediglich der Nachweis der Einrichtung eines Ateliers möglich, ohne daß über dessen Organisations- und Arbeitsweise Angaben vorhanden sind. In allen anderen Fällen erfolgt im weiteren eine ausführliche Darstellung des Konzeptes und - soweit zu ermitteln - der Rahmenbedingungen des Ateliers.

Die nachgewiesenen Ateliers werden nach Ländern geordnet aufgeführt. Dies erscheint insofern sinnvoll, als in der Regel in der hier betrachteten Anfangszeit alle Ateliers eines Landes eine ähnliche Konzeption verfolgten und oft aus der Übernahme der Konzeption eines ersten Ateliers entstanden. Die 21 nordamerikanischen Ateliers - davon 20 in den USA, eines in Kanada - werden darüberhinaus nochmals nach Entstehungzeit und -zusammenhang, theoretischen Bezügen und Art der Klinik in 4 Gruppen untergliedert, da diese Gruppen von Ateliers durch unterschiedliche Voraussetzungen bestimmt sind. Im einzelnen erfolgt zunächst die Beschreibung der frühesten US-amerikanischen "Art classes", die - nicht zufällig - von kinderpsychiatrischen Einrichtungen ihren Ausgang nahmen. Diese Tatsache hängt mit der beschriebenen Bedeutung der Kinderanalyse, des "Mental Hygiene Movement" und der Kunstpädagogik für die konzeptuelle Entwicklung der Malateliers zusammen. Danach folgen die 3 Kliniken, in denen in enger Anlehnung an die Erfahrungen aus kinderpsychiatrischen Einrichtungen mit den von SHAW in Topeka eingeführten Fingerfarben gearbeitet wird. Alle drei sind einer psychodynamischen Sichtweise verpflichtet. Die dritte Gruppe bilden 7 Malateliers - meist in den Jahren um 1940 eingerichtet - die sich stärker auf theoretische Modelle beziehen, die aus der Kunstpädagogik und aus der Beschäftigungstherapie abgeleitet sind. Schließlich folgen die in den letzten Kriegsjahren bzw. in der Nachkriegszeit eingerichteten Malateliers in den Kliniken der Veterans Administration. Als theoretische Grundlage dienen dort in der Regel Konzepte der "Occupational Therapy", wobei in unterschiedlichem Maße auch psychoanalytische Vorstellungen mit herangezogen werden.

6.2.1 Bellevue Hospital (New York), New York Psychiatric Institute und Menninger Clinic (Topeka)

Die bezüglich des Aufbaus von Malateliers in der Anfangszeit aktivste Einrichtung war das Bellevue Hospital in New York. Mit finanzieller Unterstützung des "Federal Art Project" wurde auf der dortigen Kinderstation im Frühjahr 1935 eine "Art class" eröffnet (Vgl. CURRAN 1939a, 1940). 1937 folgte die Einrichtung einer "Art class" auf der neueröffneten Adoleszentenstation für Jungen, 1938 oder '39 eine zweite auf derselben Station (Vgl. CURRAN 1939b). Es folgten weitere "Art classes" in den quiet, semidisturbed und disturbed (ruhige, halbruhige und unruhige) Stationen für Erwachsene (CURRAN 1940). GARFINKLE beschreibt diejenige auf der unruhigen Station, die 1938 eingerichtet wurde, als erste ihrer Art in den Vereinigten Staaten (GARFINKLE 1939).

Auf allen Stationen steht ein spezieller Raum ausschließlich für künstlerische Betätigung zur Verfügung, und die Patienten werden in kleinen Gruppen (6-8) für eine halbe Stunde bis eine Stunde täglich dorthin geschickt. Ein Künstler unterstützt die Patienten während dieser Zeit: "Erste Aufgabe des Künstlers sollte es sein, den Patienten zu ermuntern, zu zeichnen, was immer er möchte. Der Künstler sollte keine Themen vorschlagen. Die Haltung des Künstlers sollte tolerant, nicht kritisch sein." Und weiter: "Wir sind bezüglich des Umgangs mit psychiatrischen Patienten der Meinung, daß, je weniger technische Hilfe der Künstler gibt, desto klarer wird der Patient seine Probleme dem Psychiater durch das Medium Kunst darstellen. Dem Patienten kann gezeigt werden, wie Farbe gemischt wird, wie ein Pinsel gehalten wird, wie man Papier auf der Leinwand befestigt, aber der Künstler sollte nicht darüber hinaus gehen."[11] Auf keinen Fall könne es darum gehen, sich auf Talentsuche zu machen oder die Patienten durch technische Ratschläge zu ermutigen, ihre künstlerischen Fähigkeiten zu perfektionieren. Durch häufiges Lob und durch Ausstellungen ihrer Arbeiten in den Räumen der Klinik sollen die Patienten ermutigt werden.

Ein weiterer wesentlicher Punkt ist für CURRAN, "... daß der Künstler sich detaillierte Notizen über das Verhalten des Patienten in der 'Art class' machen sollte ..."[12], seine Herangehensweise, seine Kommentare auch zu Bildern von Mitpatienten, seine sonstigen Äußerungen. "Auf diese Weise sichert man sich möglicherweise wertvolle Hinweise auf die emotionalen Konflikte dieser Patienten. Nach jedem Bild, das der Patient fertiggestellt hat, sollte der Künstler mit ihm sprechen und ihn fragen, warum er genau dieses Sujet gewählt hat, ob er das Werk von jemandem kopiert hat, ob von einem anderen Patienten oder vom Lehrer irgendwelche Vorschläge gemacht wurden, und was er denkt, was genau das Bild darstellt. Der Patient sollte dann ermutigt werden, 'freie Assoziationen' zuzulassen und jegliche Ereignisse, Erinnerungen usw., die das Bild auf eine bewußte Ebene hob, mitzuteilen."[13]

Die Bilder und die Aufschriebe des Künstlers werden dann dem Psychiater übergeben, der sie in seiner Behandlung als Verständnishilfe gebrauchen könne. Andererseits sollte der Künstler als Mitglied des Teams angesehen werden und vollen Zugang zu den Patientenakten haben. Den Zweck dieser Form der Therapie faßt CURRAN folgendermaßen zusammen: "Durch seine künstlerische Tätigkeit sollte es dem Individuum möglich werden, sich seiner eigenen Probleme bewußt zu werden und Einsicht in seine Psyche zu entwickeln. Diese Tätigkeit hat eine enge Beziehung zur freien Assoziation und den Spieltechniken, die von Psychoanalytikern in der Psychotherapie von Kindern angewandt werden."[14]

Soweit die Beschreibung des Setting durch CURRAN. Größter Wert wird auf den freien, möglichst unbeeinflußten Ausdruck der inneren, unbewußten Konflikte des Patienten gelegt. Die Einflüsse durch den anwesenden Künstler sollen - zumindestens in der Theorie - möglichst minimiert werden. Ziel des Ganzen ist ein besserer Zugriff des Therapeuten auf die inneren Konflikte zu diagnostischen und therapeutischen Zwecken, deren Durcharbeitung dann in den Einzelstunden erfolgen soll. Ziel ist es, Einblick in das innere, unbewußte Leben zu erhalten, was - wir erinnern uns an die im vorigen Kapitel bezüglich der psychoanalytischen Einzeltherapie dargelegten Argumente - durch die Zeichnungen wesentlich erleichtert werde. BENDER führt als Argument noch die Erleichterung der Beziehungsaufnahme an, insbesondere wenn es sich um sprachgestörte oder mutistische Kinder handelt (BENDER 1937a, S. 250).

GARFINKLE faßt diese Entwicklung von einer "Occupational Therapy" zur "Art class" mit ihren neuen Funktionen in einem Satz zusammen: "Sie (die Kunst, M.G.) hat nicht nur ihren Wert neben den älteren und etablierteren Formen der 'Occupational Therapy' für die Geisteskranken erwiesen, sondern auch neue Wege des Zugangs für den Psychiater eröffnet."[15]

Wie nun aber stellen sich die Psychiater des Bellevue Hospital die therapeutische Wirksamkeit der Kunst und die Gewinnung von Einsicht durch den Patienten mit ihrer Hilfe vor? Am interessantesten scheint mir die Tatsache zu sein, daß im Gegensatz zum sonst üblichen psychotherapeutischen Setting die Gewinnung von psychisch relevantem Material und dessen Durcharbeitung zeitlich, räumlich und personell getrennt werden, ohne daß dieser Umstand ausdrücklich erörtert würde. Das biographische Material wird aus der Übertragungsbeziehung - und darum handelt es sich, wenn man, wie im Bellevue Hospital üblich, die "Art class" als Form der Gruppentherapie ansieht - herausgenommen und in eine andere Übertragungsbeziehung zum Einzelpsychotherapeuten eingebracht.[16] Die "materielle Dauer" des Werkes, um einen Ausdruck Walter BENJAMINS zu gebrauchen[17] scheint ihm im Verein mit den dazu gelieferten Assoziationen einen objektiven psychischen Gehalt jenseits der spezifischen Beziehung, in der es entstanden ist, zuzuschreiben. Akzentuiert wird diese Tendenz, dem fertigen Werk einen öffentlichen Charakter beizulegen, noch durch die Ausstellung der Bilder in den Räumen der Klinik. "Diese Ausstellungen sollten häufig gewechselt werden, so daß das Werk jedes Patienten möglichst zu irgendeiner Zeit seines Klinikaufenthaltes ausgestellt wird. Die Kunstwerke können an die Wände der 'Art class', der Schwestern- und Arztzimmer usw. geheftet werden, wo sie nicht nur von den Patienten und dem Personal bewundert werden können, sondern auch von Besuchern und Verwandten. Besucher und Personal sollen ermuntert werden, das ausgestellte Werk in Anwesenheit der Kinder positiv zu kommentieren."[18] Wir werden dieses Problem, das sich ja in der Psychoanalyse, soweit es die diagnostische Aufdeckung psychisch wirksamer unbewußter Konflikte betrifft, bis zu FREUDS Leonardo-Studie zurückverfolgen läßt, im weiteren Verlauf noch eingehender zu betrachten haben.

Eine zweite wichtige Feststellung ist die, daß der künstlerischen Tätigkeit der Patienten, die als graphische Aufzeichnung der inneren Konflikte gesehen wird, selbst eine therapeutische Funktion zugeschrieben wird. Die Möglichkeit zum Ausdruck motorischer Impulse, die das Malen bietet, zum freien Ausdruck aggressiver und sexueller Phantasien ohne Gefühle der Schuld, gewähre eine Triebbefriedigung, die in sozial akzeptierten Bahnen verläuft.[19] Bezogen auf die unter vergleichbaren Bedingungen wie das Malen durchgeführten Arbeiten mit Plastillin bei Vorschulkindern fassen BENDER und WOLTMANN diese emotionale Spannungsabfuhr folgendermaßen zusammen: "Das Kind erhält eine Möglichkeit, seine Vorstellung der Welt in einer realen, sichtbaren und fühlbaren Form zu 'erschaffen'. Folglich stellen all diese Aktivitäten eine große emotionale Befreiung für das Kind dar."[20]

Therapeutisch wirksam erscheint also auch hier die kathartische Funktion der Gestaltung, die durch sie mögliche Herabsetzung von aufgestauter Triebspannung. Wie wirksam diese Vorstellung der Spannungsminderung durch den Ausdruck innerer Konflikte ist, zeigen Äußerungen wie die von GARFINKLE: "In einigen Fällen entspannte Malen und Zeichnen die Erregten und beruhigte die Gewalttätigen."[21] Gefährliche Triebe werden gebannt, indem sie auf einem Stück Papier zum Ausdruck gebracht und fixiert werden. Was bei BENDER noch Ausdruck des Unbewußten war und bei CURRAN Material, das aus den Tiefen des Unbewußten kommt, wird bei MOSSE - der ebenfalls am Bellevue Hospital, jedoch mit Erwachsenen in Einzeltherapie arbeitet - dann ganz konkretistisch zu einem Spiegel der kranken Persönlichkeit: "Der Patient *sieht* tatsächlich *sein eigenes Unbewußtes* ... (Im Original kursiv, M.G.) Er (der Psychiater, M.G.) sieht ebenfalls, was in seinem Patienten vorgeht. Er sieht ihn, gezeichnet, projiziert auf ein Blatt Papier."[22]

Ein dritter Punkt, dem in den Veröffentlichungen aus dem Bellevue Hospital große Bedeutung zugemessen wurde, ist die Tatsache, daß die "Art class" eine Arbeit in Gruppen erlaubt. Das Bellevue Hospital war eine der ersten Kliniken überhaupt, die Gruppenpsychotherapie auch bei erwachsenen Patienten einführten. Gruppenpsychotherapie erlaube nicht nur ökonomisches Arbeiten bei beschränktem Personalschlüssel, sondern erlaube dem Kind auch den freieren Ausdruck seiner Gefühle und erleichtere ihm den Umgang mit ihnen durch die Erfahrung, diese Gefühle mit anderen Kindern zu teilen und in der Gruppe damit akzeptiert zu werden. Daher wurden auf den Stationen ausgedehnte gruppentherapeutische Aktivitäten eingerichtet, die von "Art classes", "Dramatic activities", "Magic activities", "Story telling activity", "Athletic activity" und "Bead work" auf der Adoleszentenstation[23] über ein "Puppet project"[24], ein "Music project", ein "Art project", "Group discussions" und "Group play technique" bis hin zu "Schoolroom activities" unter gruppenpsychotherapeutischen Gesichtspunkten bei den Kindern reichten.[25] Speziell das "Art project" biete eine gute Möglichkeit, Aggressionen frei auszudrücken und dadurch emotionale Komplexe aufzulösen. "Die Gruppe oder soziale Situation ... fügt einen neuen Faktor hinzu, der aus freieren und fruchtbareren Assoziationen und aus einer besseren Katharsis besteht.", schreibt BENDER in ihrem Aufsatz über Gruppenaktivitäten.[26] Die "Art class" wird so zur "Socialising force", die mit Hilfe der Gruppe den Ausdruck von Schuld, Angst und Wut in sozial akzeptierte Bahnen lenkt und zu einer positiven emotionalen Erfahrung für das Kind werden läßt.

Eine zweite Klinik, in der schon 1935 eine "Art class" für Kinder bestand, war das New York Psychiatric Institute and Hospital (Vgl. SPRING 1935). Gemalt wurde dort mit Fingerfarben. Die Rechtfertigung, ein Kunstwerk zu produzieren, ermögliche den Kindern, so SPRING, ohne große Schuldgefühle zu schmieren. Die Klinik hatte in der ambulanten und stationären psychoanalytischen Behandlung von Kindern eine Reihe technischer Modifikationen eingeführt, die unter anderem "Play technique" und künstlerische Techniken enthielten.[27] Das Malen wurde allerdings schwerpunktmäßig in der Einzeltherapie verwendet, wobei die Kinder entweder während der Mittagsruhe gemalte Bilder in die Stunde mitbringen sollten, oder dort in Anwesenheit des Therapeuten Bilder malten. DESPERT berichtet, daß sie so umfangreiche Serien von Bildern erhalten habe, die eine dauerhafte Dokumentation der Therapie lieferten, wenn gleichzeitig die Assoziationen des Kindes zu Bildern festgehalten würden. Wie jedes Medium ziele das Zeichnen auf den Ausdruck und die Enthüllung des inneren seelischen Lebens, der unbewußten Gefühle, die ein Kind selten durch Verbalisierung an den Tag bringen könne. Darüber hinaus stelle es einen "... effektiven Kanal für psychomotorische Aktivität ..." dar und sei als solcher "... ein Mittel zur Erleichterung von psychomotorischer Spannung ...".[28] Spannungsabbau durch psychomotorische Aktivität einerseits und Zugang zu den inneren, unbewußten Konflikten durch deren bildliche Darstellung, was die Möglichkeit zur Durcharbeitung eröffnet, andererseits, werden als therapeutisches Agens der Gestaltung angesehen.

Eine sehr ähnliche Auffassung tragen LYLE und SHAW vor, die über die Anwendung von Malen mit Fingerfarben in der Gruppe als psychiatrisches Adjuvans in der Southard School der Menninger Foundation berichten (LYLE und SHAW 1937). Es erleichtere den Ausdruck vor allem aggressiver Phantasien, die vom Kind nicht verbalisiert werden könnten. Der Zugang zu diesem unbewußten Material erleichtere dem Psychiater die Interpretation. Das sozial akzeptierte Schmieren gewähre den Kindern eine fundamentale Befriedigung und die motorische Aktivität großer Muskelgruppen baue Spannungen ab. LYLE und SHAW sehen zwar die Notwendigkeit, zu untersuchen, "... welche Rolle die Persönlichkeit des Beobachters (!) bei den Produktionen der Kinder spielt ..."[29], entgehen aber - wie sich allein schon in der Wahl des Wortes "Beobachter" zeigt - ebenfalls nicht der oben angesprochenen Tendenz, das Material als objektiviertes Abbild des Innenlebens anzusehen. Die im Bild sichtbar gemachten Phantasien scheinen so zu faszinieren, daß gleichzeitig die Übertragungsbeziehung dem Blick entschwindet.

6.2.2 Psychiatrische Kliniken für Erwachsene, die mit Fingerfarben arbeiten (University of Chicago Clinics, Ypsilanti State Hospital, Allan Memorial Institute (Montreal, Kanda))

Aus der Universitätsklinik Chicago berichtet FLEMING 1940, daß gemeinsames Malen mit Fingerfarben Bestandteil der Therapie sei (FLEMING 1940). Sie bezieht sich dabei vor allem auf die oben geschilderten Erfahrungen aus kinderpsychiatrischen Einrichtungen (BENDER, SPRING, LYLE und SHAW). Malen mit Fingerfarben wird als Variation der "Play technique" angesehen. Es ermögliche den Ausdruck frei fließender Phantasie und damit das Aufdecken unbewußter Konflikte. Ängste und Konflikte nähmen objektive Form außerhalb des Patienten an.

BERGERON und VOLMAT (1952b) berichten vom Allan Memorial Institute in Montreal (Kanada), daß dort seit Mitte der 40er Jahre mit Fingerfarben gearbeitet wird. Die Ateliers seien der Beschäftigungstherapieabteilung angeschlossen. Hervorgehoben wird der diagnostische und prognostische Wert der Zeichnungen und die Beschäftigung der Patienten. Außerdem sei Fingerfarbenmalen als projektiver Test und als Index für die Fortschritte der Patienten sehr geeignet. Hervorgehoben wird der unvermittelte, elementare und spontane Charakter des Ausdrucks, der dadurch entstehe, daß man jeden künstlerischen Effekt ausschalte.

Gleichfalls Bestandteil der Beschäftigungstherapieabteilung ist das Fingerfarbenmalen im Ypsilanti State Hospital (VOGEL et al. 1950). Dort wird mittels einer standardisierten Methode mit Hilfe von "Stimuluswörtern" versucht, die Bilder als diagnostische Hilfsmittel einzusetzen. Sie erleichterten dem Psychiater die Erkenntnis psychodynamischer Prozesse beim Patienten. Wir begegnen hier in einer Extremform dem Versuch, subjektive Beziehungsprozesse auszuschalten und die Funktion der Bilder auf ihren vermeintlich objektiven Ausdrucksgehalt zu reduzieren. Der Konflikt der Patienten soll unverstellt, unbeeinflußt durch äußere Modifikationen dingfest gemacht werden.

6.2.3 Weitere erwachsenenpsychiatrische Kliniken in den Vereinigten Staaten, die Malateliers einrichteten (Boston State Hospital, St. Elizabeths Hospital (Boston), Worcester State Hospital, Long View Hospital (Cincinnati), St. Elizabeths Hospital (Washington), Hartford Retreat (Neuropsychiatric Institute), Manteno State Hospital)

In den Jahren um 1940 werden in verschiedenen US-amerikanischen Erwachsenenpsychiatrien Malateliers eingerichtet. Im Gegensatz zu den oben geschilderten beziehen sich diese Einrichtungen nicht explizit auf einen psychoanalytischen Theoriehintergrund. Soweit Aussagen über die Organisation dieser Malateliers gemacht werden, stehen aus der Kunstpädagogik und der

Beschäftigungstherapie abgeleitete Vorstellungen im Vordergrund.

SCHUBE und COWELL (1939) berichten 1939, daß im Boston State Hospital seit mehreren Jahren eine "Division of Creative Therapy" existiere. Jeweils 10-15 Patienten werden von Station ins "Studio" geschickt und können dort ohne spezifische Instruktionen malen. Die Bilder werden dann nach einem "Restraint-Activity"-Index (Hemmungs-Aktivitäts-Index) eingeschätzt und zu den Diagnosen der Patienten in Beziehung gesetzt. Die Autoren verweisen vor allem auf die in Kapitel 4.2 dargestellte deutsche Literatur zur diagnostischen Funktion der Bilder. 1940 richtet COWELL dann eine weitere kunsttherapeutische Abteilung im St. Elizabeths Hospital (Boston) ein (Vgl. VOLMAT 1956, S. 245).

KERSCHBAUMER begrüßt ebenfalls 1939 enthusiastisch den Kunstunterricht in einigen der größeren "Mental Hospitals" als eine der wichtigen Hilfen zur Besserung von Geisteskrankheiten. Denn: "... Kunst ist der richtige Kanal für ... das Herauslassen der Emotionen."[30]. Sie sei daher einer der grundlegenden Faktoren eines glücklichen Lebens. Glück wiederum bedeute geistige Gesundheit.

Konkreter ausgeführt wird die kunstpädagogische Konzeption des Worcester State Hospital und die dort mit der Einrichtung von "Art classes" verfolgten Ziele 1943 von SEARLE. Seit 1939 wird dort ausgewählten Patienten einmal wöchentlich Kunstunterricht von Mitarbeitern des örtlichen Kunstmuseums gegeben. SEARLE hebt hervor, daß die Teilnehmer daher ausdrücklich nicht als Patienten dort seien, sondern als Schüler, denen ein Lehrer mit Rat und Tat zur Seite steht. Positive Effekte sieht er vor allem in der dadurch gegebenen Möglichkeit zur Erholung, zum Abbau von Spannungen durch diese Ausdrucksmöglichkeit und in der sozialisierenden Kraft des Arbeitens in der Gruppe. Nicht zuletzt nennt er die Anerkennung, die die Patienten über diese Arbeit erhalten. Kunstunterricht ermögliche auch die Entwicklung und Übung bestimmter Fähigkeiten. Die Auswahl der Bilder für Ausstellungen im Museum erfolgt aufgrund ihres künstlerischen Wertes.

Ähnliches berichtet DE GROOT (Associated Press dispatch 1940, zit. n. ANASTASI und FOLEY, II, 1941, S. 92) aus dem Long View Hospital in Cincinnati, wo Patienten in Gruppen unter Anleitung von Künstlern Malunterricht in einem Atelierraum erhalten. Die fertigen Werke werden in Ausstellungen gezeigt.

BURLINGAME veröffentlicht 1943 eine Abbildung des kunsttherapeutischen "Studios" im "Hartford Retreat" und setzt die Kunsttherapie in enge Beziehung zur Beschäftigungstherapie. Er erhofft sich von ihr eine Rückführung der Patienten zur Realität, indem sie von ihren Fixierungen abgelenkt werden.

Im St. Elizabeths Hospital Washington unterrichtet TAYLOR seit 1943 Gruppen von Patienten in künstlerischen Techniken. Ihm geht es dabei weniger um den subjektiven Ausdruck von Emotionen, - er wendet sich vor allem gegen die "... sentimentalen Exzesse der Schule, die die Funktion der Kunst vor allem im Abbau emotionaler Spannungen sieht ..."[31] - sondern vorwiegend um die Integration von Fähigkeiten, um die Umsetzung des Gesehenen in Gestaltetes. Diese

Heranführung an die objektive Welt mittels Gestaltung dient ihm "... als sozialer Trittstein zum Alltagsleben."[32] ganz im Sinne beschäftigungstherapeutischer Intentionen.

Im Manteno State Hospital bildet das Malatelier einen Teil der Beschäftigungstherapieabteilung. Die Patienten werden bei technischen Problemen unterstützt, sie werden jedoch nicht nach den Inhalten ihrer Bilder gefragt. Das Ziel der bildenden Gestaltung ist in klassisch beschäftigungstherapeutischer Ausrichtung die Wiedereingliederung des Patienten und sein Training für die Wiederaufnahme einer Arbeit. Dies wird dadurch erreicht, daß "... der Kranke dazu kommt, sich selbst besser anzunehmen, indem er ermutigt wird und dadurch Hilfe erfährt, daß wir ihn akzeptieren."[33]

Ernstnehmen der Werke, positive Kommentare über gelungene Bilder und ein warmherziges Zugehen auf den Patienten stehen im Vordergrund, eine inhaltliche Analyse wird vermieden.

6.2.4 Die psychiatrischen Kliniken der Veterans Administration (Richmond Hospital (Virginia), Mental Hygiene Clinic (New York City), Lyons Hospital (New Jersey), Perry Point Hospital (Maryland), Neuropsychiatric Hospital (Los Angeles), Winter Veterans Administration Hospital (Topeka), New York Regional Office Clinic, 38th U.S. Army General Hospital (Middle East))

Die Malateliers dieser Kliniken sind jeweils der Beschäftigungstherapieabteilung zugeordnet. Als theoretische Grundlage dienen daher in der Regel die gängigen Erklärungsmuster und Zielsetzungen der "Occupational Therapy", wobei aus der psychoanalytischen Diskussion stammende Konzepte mit herangezogen werden. In einigen Kliniken sind sie sogar der entscheidende Bezugspunkt.

NAGLER[34] berichtet aus Richmond, daß es darauf ankomme, den Patienten zu ermuntern, seine Gedanken und Gefühle auszudrücken, ohne seine Wahl des Sujets und der Form zu beeinflussen. "Indessen muß jede Bemerkung des Kranken über sein künstlerisches Werk, die von Interesse scheint, aufgeschrieben werden, denn sie kann dazu dienen, ihn besser zu verstehen. Der Lehrer kann sogar noch weiter gehen und ihn nach dem Sinn bestimmter Details fragen und die Antworten genau notieren. Eine solche Untersuchung ergibt zusätzliche diagnostische und therapeutische Informationen. Der Kranke erfährt auch einen Abbau seiner Spannungen; und seine Werke erleichtern den psychotherapeutischen Kontakt."[35]

Ein Beispiel für den Versuch, beschäftigungstherapeutische und psychoanalytische Konzepte zu integrieren ist die kunsttherapeutische Praxis im Neuropsychiatric Hospital in Los Angeles. Kreativität als Ausdruck der innersten Triebkräfte der Persönlichkeit soll systematisch dazu eingesetzt werden, "...

einen Kanal für die Interessen zu schaffen, der als Ventil für schöpferische Fähigkeiten dient, die gesellschaftlich akzeptiert sind."[36] (MESSNER 1951, S. 235). MESSNER stellt das im Neuropsychiatric Hospital entwickelte "guided creative program of self expression" als Kompromiß zwischen spontanem freien Ausdruck mit Hilfe des Malens und dessen Analyse, wie er von psychoanalytischer Seite beispielsweise von Margaret NAUMBURG konzeptualisiert wird und einem beschäftigungstherapeutischen "controlled technical creating" als Stufentraining zur "Disziplinierung disorganisierter Impulse desorientierter Patienten" vor. Es wird versucht, die Aufmerksamkeit der Patienten auf Objekte zu richten, die ihr Interesse stimulieren und ihr Gefallen finden. Manchmal müßten viele "experimentelle Stimuli" angeboten werden, bevor ein bisher schlafendes Interesse geweckt wird. "Manchmal wird das Interesse eines erbitterten Patienten gefesselt, wenn ihm Bildreproduktionen und Lebensgeschichten berühmter Maler, die psychotisch waren, gezeigt werden, d.h. Vincent Van Gogh, Modigliani, Richard Dadd, William Blake. Viele Patienten, die keine künstlerische Schulung oder Vorerfahrung haben, zeigen unter einem solchen Stimulus außergewöhnliche Fähigkeiten."[37] Zentrum der Methode ist die Anregung der Patienten zu "original expression of a realistic stimulus", worüber das Interesse des Patienten an der Realität wieder erweckt werden soll und es ihm möglich werden soll, Schritt für Schritt seine Phantasiewelt aufzugeben.

An dieser Stelle ist mit Recht einzuwenden, daß dieses Verfahren wenig mit einer psychoanalytischen Technik gemein hat. Es geht hier auch tatsächlich nicht primär um Fragen der therapeutischen Technik, die - wie wir sahen - sehr unterschiedlich gehandhabt wird. Unser Interesse richtet sich vielmehr darauf, daß auch in den eindeutig aus der klassischen Beschäftigungstherapie hervorgegangenen und mit ihr weiterhin eng verknüpften Malateliers dem Ausdruck innerer Zustände mit Hilfe des Gestaltens eine große Bedeutung zugeschrieben wird. Zur Begründung nehmen die Autoren implizit oder explizit in der Regel Elemente der dargestellten psychoanalytischen Diskussion auf. Beispielsweise zitiert MESSNER Margaret NAUMBURG, während PESSIN und FRIEDMAN, die 1948 und 1949 ebenfalls über das Malatelier des Neuropsychiatric Hospital in Los Angeles berichteten (FRIEDMAN 1948 und PESSIN und FRIEDMAN 1949), in ihrer Zusammenfassung schreiben: "Kunsttherapie bei psychiatrischen Patienten dient einem vierfachen Zweck. 1) Sie bietet eine Möglichkeit zu kreativem Ausdruck und ermöglicht ein Befreien von aufgestauter Energie. Der Patient beschäftigt sich mit einer Aufgabe, die persönliche Befriedigung und die Gratifikation innerer Bedürfnisse bietet. Die narzißtische Gratifikation aus kreativer Arbeit stärkt die Ich-Funktionen. ... 3) Die wichtigste Funktion künstlerischer Aktivität psychisch Kranker ist der Ausdruck unbewußter Konflikte. In der Kunst kann der Patient Feindschaft, Gewalt, Ärger, libidinöse Bestrebungen usw. ausdrücken, die er möglicherweise nicht verbalisieren oder in irgendeiner anderen Form zum Ausdruck bringen könnte. Tatsächlich haben viele bizarre Kunstwerke symbolische Bedeutung und müssen von einem ausgebildeten Therapeuten interpretiert werden. Jedoch hilft der *Ausdruck eines psychischen Konfliktes in Form von Kunst* auch ohne diese genaue Interpretation bei der *Lösung dieses Konflikts und führt zu einer besseren persönlichen Anpassung.*"[38] (Hervorhebung M.G.). Zunächst wird also auch hier die therapeutische Wirkung des Malens im Ausdruck an sich, in der Entäußerung innerer Konflikte gesehen. In der therapeutischen Technik, die sich - wie gesagt - eng an der Beschäftigungstherapie orientiert, geht es dann darum, die Patienten mit Hilfe geeigneter Stimuli zu künstlerischer Aktivität zu bewegen und gegen einen unkontrollierten freien Ausdruck regulierend im Sinne einer Kontrolle der desorganisierten Impulse einzugreifen und die Anpassung an die Realität zu fördern.[39]

Deutlich psychoanalytisch orientiert ist das "Department of Art" des Winter Veterans Administration Hospital in Topeka. HUNTOON (1949) sieht vor allem folgende vier Funktionen der künstlerischen Arbeit im Atelier: 1) Ausdruck von Phantasien, was ein besseres Verständnis des Patienten ermöglicht, 2) Kunst als Möglichkeit, sich auf sich selbst zurückzuziehen und zu versuchen, sich selbst zu verstehen, 3) Befreiung von Angst durch die Darstellung konflikthaften Materials, 4) Externalisierung und sozial akzeptabler Ausdruck von Gedanken und Emotionen. Insgesamt dient damit nach HUNTOON das Malen der Bearbeitung unbewußter Konflikte, sei es spontan durch die Gestaltung selbst - von HUNTOON "Art synthesis" genannt - sei es durch nachträgliche Interpretationen des Therapeuten. Interessant ist hierbei, daß Produktion und Interpretation streng örtlich und zeitlich getrennt werden, "... da jede Interpretation im Atelier den Patienten befangen macht und den kreativen Prozeß unterdrückt."[40] Kreativität wird wiederum konzipiert als Urprozeß, der aus den Menschen hervorbricht und nur so lange unverfälscht erkennbar scheint, so lange er scheinbar ohne Beziehung auf ein Gegenüber an die Oberfläche tritt.

Zwei weitere etwas aus dem Rahmen fallende Einrichtungen bleiben noch zu besprechen: Zum einen das Malatelier der Veterans Administration New York Regional Office Clinic, wo ausschließlich ambulante Patienten behandelt werden.[41] KARLAN und PATTI (1948) sehen in den Produktionen vor allem den freien Ausdruck des Unbewußten, den Ausdruck der inneren Konflikte. Tief wurzelnde Wünsche und Phantasien, wie auch Triebpotentiale, fänden ein Ventil durch die bildliche Darstellung. Dies bedeute für den Patienten eine Erleichterung und führe zu einer Verbesserung seines Zustandes.

BIEBER und HERKIMER (1948) berichten über die Arbeit in einem Malatelier der neuropsychiatrischen Abteilung eines Kriegshospitals im Nahen Osten 1943. Diagnostische, therapeutische und dokumentarische Funktionen der künstlerischen Arbeit mit psychiatrischen Patienten werden besprochen. Therapeutisch wird ausdrücklich auf die "Play technique" der Kinderanalyse hingewiesen. Patienten mit Verbalisierungsschwierigkeiten könnten durch Malen in ähnlicher Weise ihre Probleme darstellen. Zeichnen und Malen bieten einen "... direkten Zugang zum Unbewußten und erlauben daher durch Beruhigung eine deutliche Veränderung mit einem Minimum an Interpretation."[42] Die Beruhigung besteht in einer angstmindernden psychischen Unterstützung durch den Künstler bei schwierigen Passagen. Interpretationen werden meist von Therapeuten in den Einzelsitzungen nach Assoziationen des Patienten entsprechend der Arbeit mit Traummaterial gegeben. Auch hier also der vermutete direkte Zugang zum Unbewußten, allerdings nicht, wie sonst in psychoanalytisch orientierten Einrichtungen üblich, die völlige Trennung zwischen Produktion der Bilder und therapeutischer Intervention anhand der fertigen Objekte.

6.2.5 Die Entwicklung in England (Warlingham Park Hospital, Netherne Hospital = Surrey State Hospital (Coulsdon), Hill End Hospital (St.-Albans), Napsbury Hospital (St.-Albans), Burden Institute (Bristol), Towers Hospital (Humberstone))

1941 beginnt Adrian HILL (HILL 1945), ein professioneller Künstler, in England auf einer Kriegsverwundetenstation im Rahmen der Beschäftigungstherapie mit Zeichenunterricht. Der - nach HILL - menschliche Grundinstinkt, etwas zu schaffen, sich selbst auszudrücken, wird von ihm als Therapie eingesetzt, um die "geistige Lethargie" lange bettlägeriger Patienten zu bekämpfen. Aus dem "thrill of creation" kommen Freude und Hoffnung für die Patienten. Aufhängen von Bildern, Bilderverleih, Vorträge und Diskussionen über Kunst sollen bei den Patienten Interesse wecken und sie zur eigenen Arbeit in der "Art class" animieren.

1947 und 1948 werden dann erstmals in verschiedenen psychiatrischen Kliniken "Studios" bzw. "Art groups" eingerichtet. Ausgangspunkt ist jeweils das von HILL entwickelte Konzept, das sich sehr stark auf neuere kunstpädagogische Ansätze stützt. Ein wichtiges Element stellt daher immer die von SANDISON so genannte "objective method" dar, wobei "... eine künstlerische Ausbildung durch Vorträge und Unterricht erfolgt."[43] Dies wird im Sinne der "Occupational Therapy" als sinnvolle Beschäftigung angesehen, mit deren Hilfe die Patienten leichter dazu gebracht werden, ihre Aufmerksamkeit wieder auf die Außenwelt zu richten. Außerdem trügen solche kulturellen Aktivitäten zu der dringend notwendigen Hebung des Lebensstandards in psychiatrischen Kliniken bei. Der andere Teil, die "subjective method", die praktische Ausübung künstlerischer Tätigkeit, stützt sich auf eine Kunstpädagogik, die zum Teil mit psychoanalytischen Begriffen arbeitet: "... Kunsterziehung sollte darauf abzielen, den Menschen zu helfen, in mitteilbarer Form psychische Erfahrungen auszudrücken, die sonst teilweise oder gänzlich unbewußt bleiben würden."[44] ADAMSON beschreibt als Ziel der Arbeit daher den freien und spontanen Ausdruck der Ideen mittels des Malens, um zu einem besseren Verständnis der Krankheit beizutragen. Letzterem dient vor allem eine wöchentliche Diskussion der Bilder in der Gruppe gemeinsam mit dem behandelnden Arzt, bei der dann das in den Bildern enthaltene persönliche Material zur Sprache kommt.

ADAMSON und DAX berichten über das 1946 eingerichtete Studio des Surrey State Hospital (ADAMSON 1970, DAX 1953, 1955). DAX sieht die künstlerischen Aktivitäten im Spannungsfeld zwischen klassischer Psychiatrie, Beschäftigungstherapie und tiefenpsychologisch orientierten Therapieformen als Bindeglied. Entsprechend erkennt er dem Malen neben seinem diagnostischen Wert unterschiedliche therapeutische Funktionen zu: Beschäftigung der Patienten mit einem nützlichen Hobby, aus dessen Ausübung Befriedigung gezogen werden kann; sozialisierende Faktoren der Gruppenaktivität; die Möglichkeit, durch Bilder Gefühle eventuell einfacher ausdrücken zu können, als durch Sprechen, beschleunige die Psychotherapie; die künstlerische Tätigkeit ermögliche emotionale Entladung und Reduzierung von Triebspannung. Zugrunde liegt eine Vorstellung künstlerischer Kreativität als "... das Endresultat des Bedürfnisses des Künstlers, sich auszudrücken; davor hat er oft ein Spannungsgefühl und verspürt einen Drang zu produzieren."[45] DAX vergleicht dies mit der Auflading und Entladung eines Kondensators. Zur Begründung dafür zieht er die Beobachtung heran, daß bei emotionalen Störungen im Elektroencephalogramm hochgespannte Wellen auftreten würden. Die inhaltliche Analyse der Bilder erfolgt auch hier streng getrennt vom Studio durch den Psychotherapeuten, der die Bilder wie Träume behandele und interpretiere.

ADAMSON, der als Künstler das Studio leitete, führt dazu aus: "Meine eigene Methode besteht darin, so passiv wie möglich zu sein. Ich versuche nie, die Arbeit einer Person zu interpretieren, schon gar nicht während des Malens." (ADAMSON 1984, S. 17). Denn dadurch - so ADAMSON - würden vor allem die Gedanken des Interpreten in das Bild projiziert. ADAMSON kommt zwar von einer beschäftigungstherapeutisch orientierten Praxis, wie sie von Adrian HILL praktiziert wurde, beschäftigt sich dann aber nach Aufnahme der Arbeit im Surrey State Hospital eingehend mit der JUNGschen Psychologie. Dementsprechend fügt er hinzu, daß das Malen einer Externalisierung der inneren Welt gleichkomme und durch die räumliche Distanz den Patienten eine objektivere Sicht dieser inneren Welt ermögliche. Unbewußtes Material werde an die Oberfläche gebracht. Er setzt dies in Beziehung zur magischen Qualität, die die Bilder für den Patienten haben können. "Die Kunst gibt der Phantasie eine anfaßbare Form." (ADAMSON 1984, S. 16). Wichtig ist ihm auch ein Konzept des künstlerischen Gestaltens als Dialog zwischen Künstler und Material, was er analog zum therapeutischen Dialog zwischen Arzt und Patient setzt. Außerdem sei das Malen ein Mittel, sich in einer anonymen Institution mit 2.000 Patienten eine persönliche Identität zu sichern.

6.2.6 Die brasilianischen Malateliers (Psychiatrisches Zentrum Rio de Janeiro, Colonia Juliano Moreira (Rio de Janeiro), Hospital de Juquerí (Sao Paolo))

Auch in einigen brasilianischen psychiatrischen Kliniken wurden sehr früh im Rahmen der Beschäftigungstherapie Malateliers eingerichtet. DA SILVEIRA sieht über den Nutzen in einer psychoanalytischen Behandlung hinaus therapeutische Wirkungen künstlerischer Betätigung (Brief von Nise DA SILVEIRA an Robert VOLMAT vom 30.4.1951, abgedruckt in VOLMAT 1956, S.254-255 und in BERGERON und VOLMAT 1952b, S. 164-166): Katharsis, Sublimation von Triebimpulsen, Erleichterung des Aufbaus eines sicheren Realitätsbezugs, interpersoneller Kontakte und einer verbalen Kommunikation, im Malatelier kommt dazuhin noch der therapeutische Effekt der Dynamik in der Gruppe.

Im psychiatrischen Zentrum von Rio de Janeiro existiert seit 1946 ein solches Malatelier. Über ein weiteres berichtet VOLMAT aus der Colonia Juliano Moreira, das im Rahmen der Freizeitgestaltung als "Colonia de pintores" den Patienten eine bessere Wahrnehmung der Realität ermöglichen soll (VOLMAT 1956, S. 255).

YAHN (1951a, 1951b) äußert sich nicht zu den therapeutischen Effekten, die aus der Arbeit seiner Patienten im 1949 eingerichteten Malatelier in Juquerí resultierten. Die Patienten haben dort Gelegenheit, ganztags unter Aufsicht zu malen und Bildhauerarbeiten zu machen. YAHN nimmt dagegen ausführlich zu den Unterschieden zwischen Traum und Bildwerk Stellung. Angesichts der sonst durchgängigen Gleichsetzung von Traummaterial und Bildmaterial sei er hier ausführlich zitiert: "Die bildliche Symbolik zeigt nicht die gleiche freie Ausdrucksweise wie die Traumsymbolik. Die unbewußten Motive der Traumsymbolik sind leichter erkennbar als die der bildlichen Symbolik. Bei der Zeichnung und bei der Malerei kommen bewußte Tatsachen, die im Gedächtnis aufbewahrt sind, hinzu; außerdem vorgefaßte Pläne, alte, nicht realisierte Ideen, angenehm empfundene Landschaften, die Imitation anderer, früher gesehener Bilder ... Die Realisation des Traumes vollzieht sich fast augenblicklich, mit einer den Kranken selbst überraschenden, unterhaltenden oder erschreckenden Lebhaftigkeit und Belebtheit. Er ist tatsächlich der Zuschauer seiner Träume, mit all der Überraschung, die diese gewöhnlich erregen. Im Kunstwerk vollzieht sich die Verwirklichung langsamer allein aufgrund der Tatsache, daß mit Material gearbeitet wird, jedoch willentlich geordnet, mit unterschiedlich starkem Wunsch, eine Wirkung zu erzielen, Zustimmung zu erhalten, ein direktes oder indirektes Ziel zu erreichen."[46]

6.2.7 Die französischen Malateliers (Maison Nationale de Charenton, Saint-Jean-de-Dieu Nord (Lille), Le Vinatier (Rhône), Villejuif)

Nur sehr spärliche Berichte liegen zu den französischen Malateliers vor. In der Maison Nationale de Charenton existiert seit 1948 ein Malatelier. Eingerichtet wurde es, da die Kunst ein Mittel für die Patienten sei, ihre "Tiefenpersönlichkeit" auszudrücken, sie in die Bilder zu projizieren (BARUK et al. 1952, S. 697). Diese Externalisierung wird von den Autoren als therapeutisch wirksam angesehen.

Von Saint-Jean-de-Dieu und Le Vinatier wird von BERGERON und VOLMAT lediglich jeweils die Existenz eines Malateliers anläßlich der Pariser Ausstellung 1950 berichtet (BERGERON und VOLMAT 1952b, S. 702 und VOLMAT 1956, S. 34). Darüberhinaus berichten BERGERON und VOLMAT von ihrem eigenen Malatelier in Villejuif (BERGERON und VOLMAT 1952b, S. 179-192). Offenbar war dort im Zuge der internationalen Ausstellung in Paris ein Malatelier eingerichtet worden, mit dem die Autoren zum Zeitpunkt der Berichterstattung über eine dreimonatige Erfahrung verfügten. Sie orientieren sich teilweise an englischen Vorbildern. Es wird versucht, möglichst wenig Einfluß auf die Patienten zu nehmen, allerdings wird technischer Rat gegeben und es werden Vorträge sowie Kunstunterricht gehalten. Positive Wirkungen auf die Atmosphäre der Abteilung werden angeführt, außerdem sehen die Autoren das Malen als Möglichkeit für die Patienten an, die eigene Persönlichkeit auszudrücken.

Anmerkungen

[1] Dies gilt, wie in Kapitel 3 schon ausgeführt, selbstverständlich nur für die wenigen Ausnahmeeinrichtungen, in denen tatsächlich von einer Behandlung und nicht lediglich von einer Verwahrung die Rede sein konnte. Die Zahl solcher "Child Guidance Clinics" nahm in den USA von 11 im Jahre 1919 auf 776 im Jahre 1939 zu (vgl. LOWREY 1944, S. 381 bzw. S. 383). CASTEL et al. (1982) weisen jedoch darauf hin, "... daß in eben diesem Krankenhaus, in dem die Psychoanalyse sich bereits 1912 in den Chefetagen durchgesetzt hatte (St. Elizabeths Hospital, Washington, das übrigens auch 1943 unter TAYLOR eines der frühesten Malateliers einrichtete, Anm. M.G.), Erving Goffman 1959 die Untersuchung durchführte, aus der dann sein Buch Asyle ... hervorging." (S. 45). Die Breitenwirkung solcher Erkenntnisse sei auch in diesen Kliniken gering geblieben.

[2] "The art technique of Anna Freud and the play technique of Miss Klein have already emerged as valuable contributions to the study of the child mind." (ENGLISH 1936, S. 69).

[3] "Many psychiatrists also have play material and observe the children while they are making use of it. In their games they often reveal the nature of their conflicts, indicating the direction in which therapy should be applied. Autobiography and drawing are other methods employed for the same purpose. These are motor expressions instead of verbal ones." (ENGLISH 1936, S. 61).

[4] "... play therapy is a significant new factor in treatment. As such it appears to be a valid part of the general procedure of a child guidance clinic." (GITELSON et. al. 1938, S. 476).

⁵ So schreibt das britische Child Guidance Council in seinem Bericht für das Jahr 1936: "Emphasis has swung away from the manipulation of environmental factors to a more direct treatment of the child." (Zit. n. EDELSTON 1939, S. 522). Vgl. dazu auch STRANG (1940). Sie berichtet ebenfalls, daß die individuelle Therapie an Bedeutung gewinnt (S. 453). Und weiter: "In no area of therapy has so much interest been shown during the past three years as in play or recreational therapy." (S. 455). Die deutsche Übersetzung lautet: "Nirgends zeigte sich ein so großes therapeutisches Interesse während der letzten drei Jahre wie im Bereich der Spieltherapie und der 'Recreational therapy'."

⁶ "The drawings of children and their associated commentaries offer a helpful approach to the inner, unofficially expressed, lives of children." (APPEL 1931, S. 144).

⁷ "Recreational therapy is recommended as a means of self-expression. Through art classes, dramatic clubs etc., a child is given a chance to express itself." (ENGLISH 1936, S. 54).

⁸ "Idleness induces introspection, the broading over of troubles, the nursery of delusions." (12th Biennial Report of the State Commission in Lunacy 1920, S. 7, zit. nach Fox 1978, S. 177).

⁹ Vgl. dazu übereinstimmend CASTEL et al. (1982), Kapitel II, v.a. S. 50ff., EDELSTON (1939), S. 522, Fox (1978), S. 798, LOWREY (1944), S. 385, THE MENTAL HEALTH DISCIPLINES (1976), S. 495. ENGLISH (1936) zit. STEVENSON zur Frage nach Aufgaben und Zielen einer "Child Guidance Clinic". Sie diene zur Behandlung von Abweichungen im Funktionieren des Kindes, wie sie durch Persönlichkeits- und Verhaltensstörungen angezeigt würden: "These disorders are serious not only because of the immediate disturbance they create, but also, because they often represent early stages of mental disease, deliquency, and social dependency." (S. 48). Die deutsche Übersetzung lautet: "Diese Störungen sind nicht nur wegen der unmittelbaren Unruhe, die sie hervorrufen, schwerwiegend, sondern auch, da sie oft frühe Stadien der Geisteskrankheit, der Delinquenz und der sozialen Abhängigkeit darstellen."

¹⁰ Vgl. William A. WHITE, zit. nach CASTEL et al. (1982), S. 51: "Die Medizin hat lange genug ihre Ideale darin gesehen, von der Krankheit zu befreien und den Tod zu verhindern. Es ist an der Zeit, diese durch Ideale des Lebens, der wahren und kreativen Erfüllung zu ersetzen."

¹¹ "The first task of the artist should be to encourage the patient to draw anything he wishes. The artist should not suggest topics ... The artist's attitude should be tolerant, not critical." (CURRAN 1939a, S. 373). "It is our belief that, in dealing with psychiatric cases, the less technical help the artist gives, the more clearly does the patient present his problems to the psychiatrist through the medium of art. The patient can be told how to mix colors, how to hold a brush, how to adjust paper on canvas, but this is as far as the artist should go." (CURRAN 1939a, S. 375).

¹² "... that the artist should make detailed notes as to the behavior of the patients in the art class ..." (CURRAN 1939a, S. 374).

¹³ "In this way, valuable leads as to the emotional conflicts of these patients may be secured. After the patient has completed any drawing, the artist should interview him, asking him why he chose this particular subject, whether he has copied the work of some one else, whether any suggestions were given by another patient or by the teacher, and exactly what he thinks the drawing represents. The patient should then be encouraged to use 'free association', discussing any incidents, memories, and so forth, that the painting has brought to the conscious level." (CURRAN 1939a, S. 374).

[14] "Through his art work the individual should be able to become conscious of his own problems and to develop insight into his psychic life. This art work has a close relationship to the free association and the play techniques utilized by psychoanalysts in the psychotherapy of children." (CURRAN 1939a, S. 376).

[15] "It has not only proved its worth alongside of the older and more established forms of occupational therapy for the insane but it has also opened up a new avenue of approach for the psychiatrist." (GARFINKLE 1939, S. 38).

[16] Es soll hier nur am Rande erwähnt werden, daß diese Schwierigkeit sicherlich auch damit zusammenhängt, daß die therapeutische Rolle des Pflegepersonals zwar klar gesehen und sehr betont wird, daß jedoch andererseits an der auch heute noch weitgehend üblichen Trennung von Einzeltherapie als eigentlich therapeutischem Raum und stationärem Alltag, als dessen Organisator die Gruppe erscheint, festgehalten wird. Vgl. dazu BENDER (1937b), S.1152ff.

[17] Selbstverständlich ist "... die Echtheit einer Sache (ist) der Inbegriff alles von Ursprung her an ihr Tradierbaren, von ihrer materiellen Dauer bis zu ihrer geschichtlichen Zeugenschaft." (BENJAMIN 1974, Bd. I, S. 477). Mit BENJAMIN soll hier jedoch dagegen argumentiert werden, Echtheit und Authentizität als unveränderliche Größe zu fassen, die abzulösen wäre von einem historischen Prozeß, in diesem Fall von einem Beziehungsgeschehen. Gerade das Gegenteil ist der Fall.

[18] "These exhibits should be changed frequently, so that the work of every patient may be exhibited at some time during his hospital residence. The art work can be pasted on walls in the art class, in nurses' and doctors' offices, and so forth, where they can be admired not only by the patients and staff, but also by visitors and relatives. Visitors and staff members should be encouraged to comment favorably, in the presence of the children, on the work on exhibition." (CURRAN 1939a, S. 376).

[19] Vgl. BENDER (1937a), S. 251. An anderer Stelle (BENDER 1937b, S. 1163) schreibt sie: "The art work also gives the child an opportunity to experiment with motor-sensory patterns involving space, form and color." Die deutsche Übersetzung lautet: "Die künstlerische Tätigkeit gibt dem Kind darüberhinaus die Möglichkeit, mit motorisch-sensorischen Mustern, die Raum, Form und Farbe einschließen, zu experimentieren."

[20] "The child is given a chance to 'create' his conception of the world in a real, visible and tangible form. Consequently, all these activities constitute a great emotional release for the child." (BENDER und WOLTMANN 1937, S. 299).

[21] "In some cases painting and drawing relaxed the agitated and calmed the assaultive." (GARFINKLE 1939, S. 38).

[22] "As a matter of fact, the patient *sees his own unconscious* (kursiv im Original, M.G.) ... He (der Psychiater, M. G.) too sees what's going on in the mind of his patient. He sees him painted, projected on a sheet of paper." (MOSSE 1940, S. 78).

[23] Vgl. CURRAN (1939b). Es handelt sich um bildende Kunst, Schauspiel, Zaubern, Geschichtenerzählen, Sport, indianische Perlenstickerei.

[24] Eine ausführliche Darstellung findet sich bei WOLTMANN (1940), S. 445-458. Aus dem "Puppet project" entstand auch eine Modelliergruppe. Im Bericht über die Arbeit mit plastischem Material (BENDER und WOLTMANN 1937), wird erstmals diskutiert, wie die Ausdrucksmöglichkeiten durch das Material beeinflußt werden. Die Autoren weisen darauf hin, daß gegenüber dem Malen weniger Probleme mit der Perspektive auftreten und, daß die Arbeit mit einem Medium (Plastillin) anstelle von zwei (Papier und Stift) eine Erleichterung für das Kind darstelle. Außerdem bleibe beim Zeichnen eine einmal

gesetzte Linie unveränderlich sichtbar, während beim Arbeiten mit Plastillin stets völlig neue Einfälle durch eine gänzlich veränderte Form Ausdruck finden könnten (BENDER und WOLTMANN 1937, S. 284f.). Plastillin habe "... specific possibilities in helping children solve problems such as body composition, body posture and curiosity towards anal and genital regions." (BENDER und WOLTMANN 1937, S. 299). Die deutsche Übersetzung lautet: Es habe "... spezifische Möglichkeiten, den Kindern bei der Lösung von Problemen wie der Zusammensetzung des Körpers, der Körperhaltung und der Neugier bezüglich der genitalen und analen Regionen zu helfen."

[25] BENDER (1937b). Es handelt sich um Handpuppenspiel, Musik, bildende Kunst, Gruppendiskussionen, Gruppenspieltechnik und Einsatz der Gruppentherapie in der Schulsituation. Vor allem BOENHEIM (1970) weist auf die Bedeutung der Gruppenpsychotherapie für die Entwicklung der "Art therapy" hin.

[26] "The group or social situation ... adds a new factor consisting of freer and more fertile associations and better catharsis." (BENDER 1937b, S. 1167).

[27] Vgl. dazu POTTER (1935), S. 336, der dies mit der beschränkten Verbalisierungsfähigkeit von Kindern begründet. Außerdem DESPERT und POTTER (1936) und DESPERT (1937).

[28] "... effective channel for psychomotor activity ..." und "... a means for relief of psychomotor tension ..." (DESPERT 1937, S. 267).

[29] "... what part the personality of the observer plays in the productions of the child ..." (LYLE und SHAW 1937, S. 86). Nur am Rande sei erwähnt, daß in der Folge Malateliers verschiedentlich auch in Institutionen für behinderte Kinder eingerichtet wurden. Sie hatten allerdings zum Teil eine etwas andere Zielsetzung. Vgl. dazu MENDENHALL (1940) und D'AMICO (1943).

[30] "... art is the right channel for ... emotional outlet." (KERSCHBAUMER 1939, S. 166).

[31] "... sentimental excesses of the emotional release school of art ..." (TAYLOR 1950, S. 599).

[32] "... as a social stepping stone to everyday living." (TAYLOR 1950, S. 600).

[33] "... le malade arrive à une meilleure acceptation de lui-même, encouragé et aidé par la propre acceptation que nous avons de lui." Brief von Alfred Paul BAY vom 21.12.1951 an Robert VOLMAT. Zit. n. VOLMAT (1956), S. 251 (ebenfalls abgedruckt in: BERGERON und VOLMAT 1952b, S. 162).

[34] Brief von Benedikt NAGLER vom 13. Juni 1951 an Robert VOLMAT. Abgedruckt in: VOLMAT (1956), S. 253-254 und in BERGERON und VOLMAT (1952b), S. 158-159. Der Brief enthält die kurz zusammengefaßte Argumentation eines von NAGLER gedrehten Filmes zum Thema, der zur Ausbildung von Beschäftigungstherapeuten und Kunstlehrern in psychiatrischen Kliniken dienen sollte.

[35] "Cependant toute remarque du malade sur sa production artistique, semblant avoir de l'intérêt, doit être notée, car susceptible d'aider à le mieux comprendre. L'instructeur pourra aller plus loin, et lui demander le sens de certains détails, et noter scrupuleusement les réponses. Une telle enquête donne des renseignements supplémentaires pour le diagnostic et le traitement. Le malade trouvera ainsi une décharge à ses tensions; et ses oeuvres faciliteront le contact psychothérapique." (NAGLER (Wie Anmerkung 34), in: BERGERON und VOLMAT (1952b), S. 158-159).

[36] "... to create an interest channel to serve as an outlet of creative abilites which are socially acceptable."

[37] "Sometimes the embittered patient's interest is captured when reproductions of paintings and life stories of famous painters who were psychotic are presented to them,

i.e., Vincent Van Gogh, Modigliani, Richard Dadd, William Blake. Many patients who had no previous art training or experience show exceptional ability under such a stimulus." (MESSNER 1951, S. 236).

[38] "Art therapy for mental patients serves a four fold purpose. 1) It affords an opportunity for creative expression. There is a release of pent up energy. The patient engages in a task which affords personal satisfaction and gratification of inner needs. The narcissistic gratification resulting from creative work strengthens ego functions ... 3) The most important function of art activity for the mentally ill is the expression of unconscious conflicts. In art the patient can express hostility, violence, resentment, libidinal trends, etc., which he may be unable to verbalize or express in any other way. It is true that many bizarre art productions have symbolic significance and require a skilled therapist for interpretation. Even in the absence of accurate interpretation, the expression of the mental conflict in art aids in its resolution and leads to better personal and social adjustment." (PESSIN und FRIEDMAN 1949, S. 20).

[39] PESSIN und FRIEDMAN verfolgen mit ihrer Kunsttherapie sogar das Ziel, einer Reihe von Patienten eine professionelle künstlerische Perspektive zu eröffnen und auf diese Weise ihre Arbeitsfähigkeit wiederherzustellen. Ein verwandter Gedanke liegt dem Konzept der "individuellen Kunstpsychotherapie" NAVRATILS zugrunde, die er in Klosterneuburg in Österreich entwickelt hat und die im deutschen Sprachraum eine breite Darstellung erfuhr. Vgl. dazu u.a. NAVRATIL (1979, 1983).

[40] "... as any interpretation in the studio makes the patient self-conscious and restrains the creative process." (HUNTOON 1949, S. 201).

[41] Außerhalb einer klinischen Einrichtung begannen kurze Zeit später BARUCH und MILLER, mit Hilfe von Bildern ambulant gruppenpsychotherapeutisch zu arbeiten. Von den Patienten mitgebrachte Bilder werden in der Gruppe diskutiert. Dies ist vermutlich kein Einzelfall, wenngleich sich weitere Veröffentlichungen nicht nachweisen ließen. Vgl. dazu BARUCH und MILLER (1951), S. 45-58.

[42] "... direct access to the unconscious, and therefore permit, through reassurance, significant reorientations with a minimum of interpretation." (BIEBER und HERKIMER 1948, S. 631).

[43] "... education in art is given by means of lectures and art classes." (SANDISON 1949, S.17).

[44] "... art education should aim at helping people to express in communicable form mental experiences which would otherwise remain partially or wholly unconscious." (SANDISON 1949, S. 17).

[45] "... the end result of the need of the artist to express himself, and beforehand he often has a tense feeling and an urge to production." (DAX 1955, S. 58).

[46] "Le symbolisme pictural ne présente pas la même manifestation libre que le symbolisme onirique. Les motifs inconscients de celui-ci sont plus évidents que ceux du précédent. Dans le dessin et la peinture, interviennent des faits conscients conservés dans la mémoire, des plans préétablis, des idées anciennes non réalisées, des paysages trouvés agréables, l'imitation d'autres tableaux vus antérieuremente ... La réalisation onirique se fait presque instantanément, avec une vivacité et une animation qui surprennent, divertissent ou effraient le malade lui-même. Il est véritablement le spectateur de ses rêves, avec toute la surprise que ceux-ci ont l'habitude de causer. Dans l'oeuvre d'art la réalisation du fait du travail matériel en lui-même, est plus lente mais volontairement ourdie, avec le désir plus ou moins fort de causer de l'effet, d'obtenir des approbations, d'atteindre un but direct ou indirect." (YAHN 1951a, S. 463).

7 Ergebnisse

Erste vereinzelte Äußerungen zur therapeutischen Wirksamkeit gestalterischer Tätigkeit fanden sich in den Schriften der Psychiater des "Moral Treatment" im 19. Jahrhundert. Diese Äußerungen waren jedoch nicht als Anfänge einer Gestaltungstherapie in psychiatrischen Kliniken, wie wir sie heute kennen, zu verstehen. Malen wurde vielmehr in Einzelfällen als therapeutisch wirksam angesehen, insofern es eine regelmäßige Beschäftigung darstellt, die die Übung der (Selbst-)Disziplin fördert und dem schädlichen Müßiggang entgegenwirkt, der Geisteskrankheiten verursacht. Gestalterische Tätigkeit blieb jedoch im "Moral Treatment" höchstens ein Mittel zweiter Wahl, das für diejenigen vorgesehen war, die - v.a. aus Statusgründen - nicht mit nützlicher, therapeutisch eigentlich indizierter Handarbeit beschäftigt werden konnten. Gleichzeitig wurde künstlerischer Betätigung von Seiten der Psychiater des "Moral Treatment" immer auch mit Skepsis begegnet. Denn sie wurde als Teil des zivilisatorischen "Milieus" angesehen, das für die Entstehung der Geisteskrankheiten verantwortlich gemacht wurde, da es den Menschen von der Natur entfremdet.

Die Bedeutung, die regelmäßiger Arbeit zugeschrieben wurde, was vor allem in Deutschland die Entwicklung einer ausgedehnten Arbeits- und Beschäftigungstherapie förderte, führte im weiteren dann nach der Jahrhundertwende zur Einrichtung von "künstlerischen Werkstätten" in einigen Anstalten für Patienten "gehobener Stände". Die Auswertung einiger hundert Anstaltsbeschreibungen erbrachte den Nachweis von insgesamt 11 solcher "künstlerischer Werkstätten" vor dem ersten Weltkrieg, 9 davon in deutschen Privatanstalten. Es konnte gezeigt werden, daß diese vorwiegend kunsthandwerklich orientierten Ateliers verschiedenen Anforderungen in nahezu idealer Weise entsprachen: Die Arbeit im Atelier stellte eine geregelte körperliche Tätigkeit dar, gleichzeitig war sie die adäquate kulturelle Beschäftigung für die "gehobenen Stände", denen "niedere" Handarbeiten, insbesondere die therapeutisch favorisierte Arbeit in der Natur nur teilweise nahezubringen war. Als zusätzliches therapeutisches Angebot und als Möglichkeit zur "Zerstreuung" vergrößerte ein solches Atelier auch die Attraktivität einer Anstalt.

Ein erster Schritt in Richtung auf eine breitere Beschäftigung mit Bildern psychiatrischer Patienten war das Entstehen eines diagnostischen Interesses an solchen Bildern seit dem Ende des 19. Jahrhunderts. Das Studium der Bilder wurde als Möglichkeit angesehen, zusätzlich direkten Einblick in die psychischen Vorgänge bei Geisteskrankheiten zu erhalten, da die Bilder als unmittelbarer Ausdruck des seelischen Innenlebens betrachtet wurden. Dieser Auffassung stand eine zweite gegenüber, die diese Produktionen weniger als im allgemeinen negativ bewertete Symptome der Erkrankung ansah, sondern den positiven Aspekt der Freisetzung elementarer kreativer Funktionen in den Vordergrund stellte: sie könnten an diesen "embryonalen Formen" der Kunst unverfälscht studiert werden.

Ich konnte zeigen wie PRINZHORN diese divergierenden Auffassungen paradigmatisch zusammenfaßte und damit die Grundlage für eine intensivere Auseinandersetzung mit der "Bildnerei der Geisteskranken" schuf. Die Bilder stellten ihm einen entscheidenden Zugang zur Psyche des erkrankten Individuums dar. Sie machen als "objektive Ausdrucksniederschläge" Seelisches unmittelbar, ohne Zwischenschaltung eines intellektuellen Apparates sichtbar. Ich führte aus, wie durch den Psychiater und Kunsthistoriker PRINZHORN über die Rezeption der zeitgenössischen Kunsttheorie einerseits und die Rezeption der Psychoanalyse bzw. der Ausdruckslehre KLAGES' anderseits, Ästhetik und Therapeutik in ein neues, meines Erachtens bis heute in weiten Bereichen der Gestaltungstherapie gültiges Verhältnis gesetzt wurden. Autonome Kunst, v.a. im Expressionismus konzipiert als Ausdruck aus der Tiefe der Seele, und das auf seine Triebnatur zurückgeworfene Subjekt sind die beiden Pole dieser Verbindung. Die Triebnatur äußert sich unmittelbar in der Kunst, oder: Die Kunst ist kraft ihrer Autonomie das genuine Medium der unmittelbaren Entäußerung der Triebnatur.

Dieses Paradigma entsprang, wie ich zeigte, der Konvergenz neuer Sichtweisen in Therapeutik und Ästhetik. Kunst, in der Moderne, v.a. im Expressionismus konzipiert als Enthüllung nicht mehr so sehr der Schönheit der Natur, sondern vor allem des Innersten des Menschen, konnte als Gestaltung zu einem Mittel des von der Psychoanalyse gesuchten Zugangs zu eben diesen verborgenen Schichten im Individuum werden. Vor allem Analytiker JUNGscher Prägung berichteten schon vor 1920 über den Einsatz von künstlerischen Techniken in ambulanten Therapien. Herausgearbeitet wurden in der vorliegenden Arbeit außerdem die weitreichenden Parallelen, die bezüglich der Rezeption der Kunst der "Irren", "Primitiven" und Kinder, sowie zum Teil bezüglich der Geniekunst festzustellen waren.

Ich legte dar, wie schlußendlich verschiedene Einflüsse in jeweils unterschiedlicher Gewichtung zum Aufbau der ersten Malateliers in den USA ab Mitte der 30er Jahre führten. Bedeutsam ist dabei die Tatsache, daß die ersten Malateliers in kinderpsychiatrischen Einrichtungen entstanden, die dem "Child Guidance Movement" verpflichtet waren. Nachweisen ließ sich die Übernahme kinderanalytischer Vorstellungen, wobei vor allem KLEINS Technik der Spielanalyse zu nennen ist, die wichtige Impulse für gestaltende Arbeit in der Psychotherapie von Kindern vermittelte. Gleichzeitig war die eng mit dem "Child Guidance Movement" verknüpfte Entwicklung der "Occupational Therapy", die sich zunächst an die Beschäftigungstherapie in Deutschland anlehnte, aber auch Ideen des "Moral Treatment" wieder aufgriff, von Bedeutung. Zum dritten flossen neuentwickelte kunstpädagogische Konzepte ein, die auf der oben dargelegten Veränderung ästhetischer Auffassungen basierten. Der Übergang von einer Gestaltungstherapie in Einzelarbeit zur Organisationsform der Malateliers ist den besonderen institutionellen Erfordernissen in Kliniken und dem erwachenden Interesse für die therapeutischen Möglichkeiten der Gruppe zuzuschreiben, Kliniken freilich, die sich dem neuen psychotherapeutischen Paradigma verpflichtet fühlten.

Ich konnte die Entstehung der ersten Malateliers auf der Kinderstation des Bellevue Hospital New York und des New York Psychiatric Institute and Hospital auf 1935 datieren. Es folgte rasch der Aufbau weiterer Malateliers, zunächst auf den Adoleszenten- und Erwachsenenstationen der genannten Einrichtungen, dann auch in anderen Kliniken, so daß sich bis 1950 in den USA 20 Malateliers nachweisen ließen. In der zweiten Hälfte der 40er Jahre wurden außerdem in Großbritannien (6), Frankreich (4), Brasilien (3) und Kanada (1) Malateliers in psychiatrischen Kliniken aufgebaut. Ich konnte bis 1950, dem Jahr der 1. Exposition internationale d'art psychopathologique weltweit die Existenz von 34 Malateliers nachweisen.

Die therapeutische Konzeption der einzelnen Malateliers wurde nach Gruppen gegliedert dargestellt.

1. Die ersten Malateliers wurden in kinderpsychiatrischen Einrichtungen in den USA ab 1935 aufgebaut, nachfolgend fand eine konzeptionelle Übernahme in erwachsenenpsychiatrischen Abteilungen derselben oder anderer Institutionen statt (Gruppe I und II, vgl. 6.2.1 und 6.2.2). Charakteristisch für diese Konzeption waren die folgenden Vorstellungen:

a) Die Bilder wurden als Ausdruck der inneren unbewußten Konflikte angesehen. Daher sollten die Einflüsse durch die meist das Atelier leitenden Künstler minimiert werden, indem sie möglichst wenig aktiv werden.

b) Der Gestaltung selbst wurde eine kathartische Funktion zugeschrieben. Vor allem sexuelle und aggressive Phantasien könnten frei ausgedrückt und dadurch aufgestaute Triebspannung herabgesetzt werden.

c) Der psychische Gehalt der Gestaltung wurde aus der Übertragungsbeziehung, in der die Bilder entstanden, abgelöst. Das Bild wurde v.a. als Ausdruck und materieller Niederschlag innerer Konflikte, also psychischer Phänomene des Individuums angesehen.

d) Vor allem im Konzept des Bellevue Hospital New York ließ sich die enge Verzahnung des "Child Guidance Movement" mit der in Entstehung begriffenen Gruppentherapie als Motor des Aufbaus einer "Art class" aufzeigen.

Hierunter fallen Malateliers in insgesamt 6 nordamerikanischen Kliniken, davon eine in Kanada.

2. Eine weitere Gruppe konnte aus 7 Malateliers in den USA gebildet werden, die meist in den Jahren um 1940 aufgebaut wurden (Gruppe III, vgl. 6.2.3). Sie waren stärker kunstpädagogischen und beschäftigungstherapeutischen Vorstellungen verpflichtet.

a) Die Vermittlung technischer Fertigkeiten im Sinne von Malunterricht nahm hier großen Raum ein. Die unterrichtenden Künstler standen mit Rat und Tat zur Seite.

b) Einzig in dieser Gruppe fanden sich 3 Autoren, die den sonst allgemein akzeptierten Konsensus, die Bilder seien Ausdruck des Innenlebens und hätten darüberhinaus kathartische Funktion, in Frage stellten. Konzept dieser 3 Malateliers in Hartford Retreat, St. Elizabeths Hospital Washington und Manteno State Hospital war in klassisch beschäftigungstherapeutischer Ausrichtung die Wiedereingliederung des Patienten und sein Training für die Wiederaufnahme einer Arbeit. Diese Art der Anwendung beschäftigungs- und arbeitstherapeutischer Konzepte entsprach der in den frühen "künstlerischen Werkstätten" in Deutschland, wenngleich eine direkte Beeinflussung nicht nachgewiesen werden konnte.

3. Es folgten die Kliniken der Veterans Administration (8), die Malateliers als Teil der Beschäftigungstherapieabteilungen hatten (Gruppe IV, vgl. 6.2.4). Bezugspunkt waren daher zunächst aus der Beschäftigungstherapie stammende Zielsetzungen, wobei gleichwohl psychoanalytische Konzepte in unterschiedlichem Ausmaß herangezogen wurden.

a) Die psychoanalytischen Konzepte dienten insbesondere zur Begründung der auch in diesen Einrichtungen geteilten Auffassung, daß die Bilder direkter Ausdruck innerer Konflikte seien. Deren Gestaltung führe zu einem Freiwerden aufgestauter Energien und diene damit der besseren persönlichen und sozialen Anpassung.

b) In der therapeutischen Technik wurde im Gegensatz zum Ideal des möglichst unbeeinflußten Gestaltens nach Wegen gesucht, die Anpassung an die Realität mittels Steuerung des Gestaltungsvorganges zu erreichen.

4. Die britischen Abteilungen (6) gingen auf die Initiative des reformpädagogischen Ansätzen verpflichteten Künstlers Adrian HILL in Kriegsverletztenhospitälern zurück (Gruppe V, vgl. 6.2.5). Sie versuchten "objective method", d.h. unter pädagogischen und beschäftigungstherapeutischen Gesichtspunkten erfolgenden theoretischen Kunstunterricht und "subjective method", d.h. die unter kunstpädagogischen und analytischen Konzepten stattfindende Ausübung künstlerischer Gestaltung als freier Ausdruck von Ideen und Emotionen zu verbinden.

5. Die 3 beschriebenen brasilianischen Ateliers (ab 1946 eingerichtet) waren teils psychoanalytisch, teils beschäftigungstherapeutisch orientiert (Gruppe VI, vgl. 6.2.6). Über die 4 französischen Malateliers (nach 1948) lagen nur spärliche Berichte vor (Gruppe VII, vgl. 6.2.7). Teilweise orientierten sie sich an englischen Vorbildern.

Trotz zum Teil unterschiedlicher theoretischer Voraussetzungen der dargestellten Ateliers ließen sich zusammenfassend folgende Gemeinsamkeiten feststellen: In den dargestellten Malateliers wurde bis auf die genannten Ausnahmen Gestaltung im wesentlichen als authentischer Ausdruck des verborgenen Seelenlebens der Patienten betrachtet. Diese Betrachtungsweise bildete seit der Entwicklung eines diagnostischen Interesses an den Bildern von Patienten die Kernvorstellung des psychiatrischen und psychotherapeutischen Interesses an solchen Produktionen. Die Bilder ermöglichten dadurch den Psychiatern, Zugang zum Innenleben des Patienten zu gewinnen. Betont wurde darüberhinaus die kathartische Funktion der Entäußerung innerer Konflikte in der Gestaltung und - dies ist ein Spezifikum der Malateliers - die sozialisierende Kraft der Gruppe.

8 Schlußfolgerungen und Ausblick

Als ein Leitmotiv gestaltungstherapeutischer Arbeit in den Malateliers konnte die Vorstellung eines zur Darstellung drängenden, im Inneren des Menschen jenseits aller Vermittlungen angesiedelten naturhaften Seelischen nachgewiesen werden. Diese innere Natur stelle sich in der gestaltungstherapeutischen Arbeit unmittelbar dar. Bereits in der frühen Beschäftigung mit Irrenzeichnungen unter diagnostischen Gesichtspunkten wurde diese Idee des unmittelbaren Ausdrucks entwickelt, ja, war geradezu ihre Voraussetzung und wurde dann von PRINZHORN systematisch entfaltet. Unter anderem ist darin der paradigmatische Charakter der PRINZHORNschen Arbeit zu sehen.

Die Suche nach Echtheit, nach Authentizität und deren Auffinden in den gestalterischen Äußerungen von Geisteskranken beherrscht die Mehrzahl aller Publikationen zum Thema. Dies gilt zunächst ganz unterschiedslos für die einander diametral gegenüberstehenden Positionen: Gerade an den Irrenzeichnungen lasse sich der Rückfall in primitive Seelenzustände, der Atavismus der Irren und der Charakter der Geisteszerrüttung erkennen, so argumentieren die einen und wenden sich mit diesem Argument gegen eine Wertschätzung dieser Produkte. Die angenommene Authentizität der Gestaltung und der ihr zugrundeliegende Zwang zum unverstellten Ausdruck innerer Zustände, der jenseits jeder Tradition und kulturellen Überformung liege, dient den anderen als Zeichen eines kreativen Prozesses von größter kultureller Bedeutung. Während aber erstere die bildnerischen Produktionen als unmittelbaren Ausdruck der Geisteskrankheit und ihrer zerstörerischen Wirkung ansehen, gehen letztere tendenziell von einer erst durch die Geisteskrankheit freigesetzten Entäußerung der Individualität des Menschen aus, die die archaischen Grundstrukturen seiner Persönlichkeit zur Darstellung bringe.

Die Vertreter des Moral Treatment hatten den Wahnsinn noch als verlorene Natur des Menschen, als "... die im Unendlichen der Vermittlungen verlorene Unmittelbarkeit." (FOUCAULT 1978, S. 381) angesehen. So wird künstlerischer Betätigung als tendenziell dem "Milieu" der schädlichen kulturellen Vermittlungen zugehörig, eher skeptisch begegnet. Im Vordergrund der therapeutischen Maßnahmen steht eine Resozialisierung durch Gewöhnung an äußere Disziplin, wie sie am besten mittels regelmäßiger Arbeit erreicht werden kann.

Erst mit der Hinwendung der Psychiatrie zu einer somatischen Auffassung der Entstehung der Geisteskrankheiten beginnt das diagnostische Interesse an bildnerischen Äußerungen: Sie werden als getreue Abbilder eines naturhaften

Krankheitsprozesses angesehen. "Milieu" wird nicht nur bezüglich des Krankheitsprozesses ausgeklammert, sondern spiegelbildlich dazu wird auch der soziale und kulturelle Kontext der Produktion dieser Bilder systematisch vernachlässigt. An dessen Stelle tritt, wie ich zeigen konnte, eine Mythologie der Archaik, des Atavismus, des Primitivismus usw. Auch PRINZHORN bleibt über weite Strecken diesem Mythos des archaischen Ausdrucks verhaftet, wenngleich er als Kunsthistoriker immerhin zwischen psychischem "Ausdrucksgeschehen" und ästhetischer Bewertung streng zu unterscheiden weiß; ein Unterschied, der bis heute immer wieder in Vergessenheit gerät.

Der nächste Schritt war die Entwicklung einer Gestaltungstherapeutik. Wie ich ausführte, wird an der Vorstellung einer unmittelbaren Äußerung des Naturprozesses im wesentlichen festgehalten, ja sie wird, schenkt man den verwendeten Vokabeln Glauben, noch akzentuiert. Allerdings wird diese Vorstellung nun nicht mehr vorwiegend mit der Geisteskrankheit als organischem Prozeß verknüpft, sondern wird bezogen auf die Tiefenpersönlichkeit des Individuums, dessen Innerstes unvermittelt zur Darstellung gebracht werde. Als wesentliche Voraussetzung dieser Veränderung hin zu einer therapeutischen Nutzbarmachung der Gestaltung wurde eine konvergierende Verschiebung der Sichtweisen in Ästhetik und Therapeutik herausgestellt. Die Therapeutik richtet ihr Interesse mit der Psychoanalyse auf das Innerste des Individuums, auf das Verborgene, das Unbewußte, auf die individuelle Geschichte des Menschen und die Geschichte seiner Triebschicksale. Die Ästhetik wendet sich mit der Moderne zunächst ab vom klassischen Kanon und vor allem im Expressionismus einer Konzeption der Kunst als Ausdruck zu, als Ausdruck innerer Spannungen und primitiver Triebkräfte aus der Tiefe der Seele. Sehr prägnant ließ sich diese Verknüpfung bei PRINZHORN und ihr konsequentes Münden in eine Gestaltungstherapie im Keim an MORGENTHALERS WÖLFLI-Monographie nachvollziehen. Beide sind bestens vertraut mit der Kunsttheorie der Zeit und setzten sich ausführlich mit der Frage des Verhältnisses von Moderne und Bildnerei der Geisteskranken auseinander. Gleichzeitig finden wir in der WÖLFLI-Monographie von 1921 an der Schwelle zu einer gestaltungstherapeutischen Arbeit mit psychotischen Patienten im Kern schon die wesentlichen Argumente der gesamten späteren gestaltungstherapeutischen Arbeit in Malateliers vorformuliert.

So war zu verfolgen, wie sich die Vorstellung der unmittelbaren Entäußerung des Innersten der Patienten in den Bildern in die gestaltungstherapeutische Anwendung hinein fraglos fortsetzte, ja, sie mußte geradezu als Grundvoraussetzung eines breiten Interesses an gestaltungstherapeutischer Arbeit angesehen werden. Mit Hilfe dieser Vorstellung erlaubt das Malatelier den erwünschten unmittelbaren therapeutischen Zugang zur Individualität des Patienten auch in einer kollektiven Organisationsform, wie sie die psychiatrische Klinik erfordert und darstellt. Es ist somit unter den beschriebenen Voraussetzungen eine gute Anwendungsmöglichkeit des neuen therapeutischen Paradigmas.

Ich konnte zeigen, daß sich die eingerichteten Malateliers zum Teil erheblich im konkreten therapeutischen Setting unterschieden. Bis auf wenige Ausnahmen (BURLINGAME 1943 (Hartford Retreat), TAYLOR 1950 (St. Elizabeths Hospital, Washington), BAY (zit. n. VOLMAT) 1956 (Manteno State Hospital)) ergaben sich jedoch keine grundsätzlichen Unterschiede in den oben dargestellten Prämissen zur Wirksamkeit des Verfahrens. Dabei wurden die einmal festgelegten Positionen von keinem der Autoren einer kritischen Überprüfung unterzogen. Wenn es, wie im Fall TAYLORS, zu einer scharfen Ablehnung der "... sentimental excesses of the emotional release school of art ..." (TAYLOR 1950, S. 599) kam, dann im Sinne einer Rückwendung zu überkommenen Vorstellungen von Kunst und Kunsterziehung. TAYLOR versteht daher Kunst vor allem als "positive and civilizing thing", das das Interesse an der objektiven Welt erregen könne und auf Grund der Übung technischer Fähigkeiten der Resozialisierung diene. Dies ist eine Anwendung beschäftigungs- und arbeitstherapeutischer Positionen auf die Gestaltungstherapie, wie sie im wesentlichen schon in den frühen "künstlerischen Werkstätten" vor dem ersten Weltkrieg entwickelt war.

So legitimiert die anhaltende Idee der Unmittelbarkeit in den Malateliers die weitgehende Vernachlässigung des Beziehungsaspekts. Die Bildwerke werden mit ihrem emotionalen Gehalt meines Erachtens unzulässigerweise abgelöst von einem konkreten Beziehungsgeschehen, werden vielfach zu wenig in Bezug auf die Übertragungsbeziehung und zu sehr auf ihren vermeintlich objektiven Gehalt hin interpretiert. Eine der wenigen Ausnahmen in der ambulanten Arbeit sind die Ausführungen Margret NAUMBURGS (1966), die vor allem auf die in bildnerischen Symbolen ausgedrückten Beziehungsmuster abhebt (Vgl. dazu JANSSEN 1982, insbesondere S. 543f.). Ferner ist M. A. SECHEHAYE zu nennen, die in ihrer Arbeit mit schizophrenen Patienten die bildlichen Mitteilungen der Patienten als Basis für ihre Interpretationen nutzte. Auch GONDOR spricht davon, daß die zeichnerische Kommunikation oft therapeutisch wirkungsvoller sei als die verbale und bezieht diese Feststellung vor allem auch auf Interpretationen, die in Form von Bildern gegeben werden (Vgl. dazu u.a. den Übersichtsaufsatz von HARTLEY und GONDOR 1956). Diese Auffassungen bleiben jedoch vereinzelt und im wesentlichen auf die Darstellung ambulanter psychotherapeutischer Arbeit beschränkt. Zum einen hängt dies mit institutionellen Gegebenheiten zusammen, wie der Trennung in eine (Einzel-)Therapie im engeren Sinne, in die diese Inhalte dann eingebracht werden und eine Beschäftigungs-Therapie, die Hilfsfunktionen erfüllt. Zum anderen fand keine ernsthafte Diskussion über die fundamentalen Unterschiede zwischen einer kunstwissenschaftlichen Bildinterpretation und einer im therapeutischen Prozeß erfolgenden Deutung der Produktion und der Produkte statt, die notwendig die Übertragungs- und Gegenübertragungsprozesse hätte ins Zentrum rücken müssen.

Insbesondere im deutschen Sprachraum hat im Gegenteil in neuerer Zeit NAVRATIL viel zu einem weiteren Verschwimmen dieser Unterschiede beigetragen. Als herausragendes und viel beachtetes Beispiel neuerer Kunsttherapie wäre sein "Zentrum für Kunst-Psychotherapie" einer eigenen Untersuchung wert.[1]

Denn aus den Äußerungen NAVRATILS ergibt sich, daß die Fortsetzung des "mythischen Archaismus" mit all seinen Versatzstücken die Grundlage seiner gestaltungstherapeutischen Konzeption darstellt. Insofern dient er als Beispiel für die teilweise ungebrochene Weiterführung dieser Vorstellungen in der neueren Gestaltungstherapie. NAVRATIL lehnt sich mit seiner Konzeption ausdrücklich immer wieder an die "Art brut" DUBUFFETS an und schreibt daher der "zustandsgebundenen Kunst" seiner Patienten in ihrem Produktionsaspekt einen Ort jenseits der Geschichte zu, wenngleich er die geschichtliche und soziale Bedingtheit der Rezeption und des Kunstmarktes immer wieder betont: "Diese Kunst ist ungeschichtlich im Hinblick auf ihre Entstehungsbedingungen - nicht jedoch im Hinblick auf ihre Rezeption. Denn erst in unserer Zeit konnte diese Art von Kunst entdeckt werden und Anerkennung finden." (NAVRATIL 1983, S. 21, vgl. auch ganz ähnlich NAVRATIL 1965, S. 135). Dieser Ausblendung des sozialen, gesellschaftlichen Bereiches aus dem eigentlichen Produktionsprozeß entspricht die von NAVRATIL seit langem propagierte Charakterisierung der "... schizophrenen Gestaltungsmerkmale der Physiognomisierung, Formalisierung und Symbolisierung ..." als anthropologische Grundfunktionen menschlicher Kreativität (Vgl. BADER und NAVRATIL 1976, v.a. S. 108, sowie NAVRATIL 1969, v.a. S. 104). Unversehens sind wir damit wiederum am Urgrund menschlicher Gestaltungskraft angelangt. Der gesellschaftliche Vermittlungsprozeß und damit eben auch die therapeutische Beziehung, die immer eine Auseinandersetzung mit dem Gegenüber in der Produktion verlangt, wird in den vagen Bereich des Kunstmarktes mit seinen Galerien und Verkaufsausstellungen verlagert. Die Authentizität wird zum entscheidenden Markenzeichen für Qualität, somit zum Verkaufsargument auf einem sich schnell verändernden Markt.

Abschließend sei zu diesem Punkt noch eine Textstelle BADERS zitiert, mit dem NAVRATIL viele Jahre gemeinsam veröffentlichte und der noch deutlicher die herausgearbeiteten Tendenzen formuliert. Er schreibt, daß er für den Hausgebrauch "das große Schizophrene", das in jedem Menschen hause, als Zaubergarten ansehe und fährt dann fort: "Die Bildnerei der Geisteskranken wächst per definitionem im Zaubergarten. Daß es dort auch viel Unkraut gibt und nur selten Kunstwerke heranwachsen, das darf nicht erstaunen. Unkraut gehört zur Natur. Doch wenn eine edle Pflanze Fuß faßt, dann wird ihr das Unkraut weichen.

Der schizophrene Kranke, eingesperrt in seinen Zaubergarten, wirft uns manchmal eine besondere Blume über den Zaun. Der Künstler begibt sich im Zustand der Inspiration in den Garten, um sie zu pflücken, besser gesagt: um sie zu suchen. Der Kranke braucht jedenfalls nicht zu suchen, denn er sitzt ja ständig im Garten drin. Deshalb sind Kunstwerke, die von Schizophrenen stammen, immer absolut spontan, authentisch im wahrsten Sinne des Wortes, und niemals bewußt geplant oder konzipiert .... Wir betrachten die schöpferische Arbeit der Schizophrenen als Modellfall für alles wirklich schöpferische Tun, gerade deshalb, weil sie spontan, unbeeinflußt von äußeren erworbenen, anerzogenen oder sonstwie übernommenen intellektuellen Einflüssen entsteht. Beim Schizophrenen können wir den schöpferischen Akt im Rohzustand, bar jeder kulturellen Überarbeitung, beobachten." (BADER 1971, S. 117-118).

Diese Vorstellung der Authentizität ist nicht auf die Bildproduktion beschränkt, sondern wurde immer wieder dem Wahnsinn insgesamt zugeschrieben, aber sie wurde bezüglich der Bilder besonders stark propagiert und bis heute kaum einer Kritik unterzogen. JERVIS, einer der führenden Theoretiker der "Neuen Psychiatrie" in Italien, wies schon 1976 kritisch auf diese Mythenbildung bezüglich der befreienden und revolutionären Kraft des Wahnsinns hin, wie sie insbesondere zum Teil durch die Antipsychiatrie unkritisch übernommen worden sei und analysierte sie als "... sklavisches Akzeptieren der bürgerlichen Erpressung ..." (JERVIS 1978, S. 49) einer Entgegensetzung von herrschender Rationalität und Wahnsinn der Freiheit. Diese Aufwertung des Wahnsinns habe Folgen: "Es wird unmöglich, seine Ursachen zu studieren, d.h. die sozialen (und politischen) Widersprüche, die ihn determinieren; es wird irrelevant, sie zu bekämpfen; das menschliche Leben und die Gesellschaft scheinen den Schlüssel zu ihrer Wahrheit nur im Irrationalen zu finden; der Wahnsinnige wird mit äußerlicher und *ästhetisierender* (Hervorhebung M.G.) Gefälligkeit verherrlicht, ihm kann dann aber nicht mehr mit Nächstenliebe und Kompetenz geholfen werden, aus seinem tödlichen Unbehagen herauszukommen." (JERVIS 1978, S. 50).

Ich möchte abschließend die Grundzüge zweier Konzepte kurz darstellen, die meines Erachtens eine Alternative zu dem geschilderten "mythischen Archaismus" in der gestalterischen Arbeit mit psychiatrischen Patienten sind. Beiden gemeinsam ist ihre Zentrierung auf die Auseinandersetzung in der Beziehung, darüber hinaus sind sie sehr unterschiedlich.

"Das große Theater des Marco Cavallo" - so der deutsche Titel des Buches von Giuliano SCABIA (1979) über dieses Experiment - war ein 1973 in der Psychiatrischen Klinik von Triest von mehreren Künstlern auf Einladung des Klinikdirektors BASAGLIA durchgeführtes 2-monatiges Experiment. Ziel des Experimentes war es nicht "... durch 'Kunst zu heilen' - d.h. (um) therapeutische Kunst zu machen, die uns auf eine gefährliche Weise zweideutig erscheint, noch sind wir gekommen, um Kunstwerke oder Psychodramen zu produzieren ..." (SCABIA 1979, S. 20). Ziel war es, "... eine besondere Form der Kommunikation zu verwirklichen ... eine neue Form der Zusammenarbeit und des Zusammenlebens zu erproben." (SCABIA 1979, S. 11), um in Übereinstimmung mit der damals in Triest sich vollziehenden Veränderung "... Bedingungen dafür zu schaffen, daß das 'Drinnen' (die Kranken und die gesamte Anstaltswelt) sich wieder das 'Draußen' aneignen kann, die äußere Welt, aus der es verbannt wurde ..." (SCABIA 1979, S. 20). Dem entsprach die organisatorische Form der Werkstatt: Ein Pavillon, der Patienten, Pflegern, Ärzten zur Mitarbeit offen stand, die Diskussion der Arbeitsprozesse und Festlegung der Ziele in der Gruppe und die angestrebte lückenlose Information aller in der Anstalt lebenden durch Flugblätter, Wandzeitungen und ein "fahrendes Theater" über den Fortgang des Arbeitsprozesses. Dem entsprach schließlich am Ende das Verlassen der Klinik mit dem gemeinsam hergestellten überlebensgroßen Pferd aus Pappmaché, Marco Cavallo, dem Symbol der kollektiven Arbeit an einer Veränderung der institutionellen Strukturen und das Hineintragen des Prozesses in die Öffentlichkeit.

Es ist dies nicht der Ort, in eine Diskussion über Theorie und Praxis der "Neuen Psychiatrie" in Italien in ihren ersten Jahren einzutreten, durch die dieses Experiment stark geprägt war. Therapie wurde hier vor allem als politisch-soziale Lebenspraxis verstanden. Uns interessiert dabei die von der Rezeption der historischen Avantgardebewegung beeinflußte Gleichsetzung von Ästhetik, Therapeutik und Lebenspraxis. Intendiert wurde letzlich eine Aufhebung der abgegrenzten und sozial definierten Bereiche der Kunst und der Therapie im gesellschaftlich-sozialen Leben. Eine in diesem Sinne kultur- und sozialkritische Kunst suchte die Formen des Zusammenlebens und der Zusammenarbeit zu verändern, wie andererseits Teile des täglichen Lebens zur "Kunst" werden sollten. Es gibt meines Wissens bisher kein längerfristiges Projekt dieser Art. Dies wurde zumindest in der Triester Konzeption auch gar nicht angestrebt. Denn eine feste Verankerung im Konzept der psychiatrischen Klinik würde eine solche Initiative zu einem Teil der Klinikstruktur werden lassen, die mit ihrer Hilfe gerade bekämpft und aufgelöst werden sollte. Bei allen positiven Auswirkungen, die dieses Projekt zweifellos auf die beteiligten Patienten und die Öffnung der Klinik in den gesellschaftlichen Raum hatte, bleibt daher die Frage offen, in welcher Weise die zugrundeliegende Idee der Einheit von Kunst und Leben - von der historischen Avantgardebewegung entwickelt und vor allem in der Kunst der 60er und 70er Jahre erneut diskutiert[2] - heute noch tragfähig und handlungsleitend sein kann. Es ist sicherlich gerade in diesem Bereich zu warnen vor der erneuten Herausbildung romantisierender Vorstellungen, denen zufolge die grundlegende Veränderung gesellschaftlicher Verhältnisse vor allem von der Psychiatrie und von der künstlerischen Arbeit psychiatrischer Patienten ausgehen kann.

Andererseits bleibt das Triester Experiment wegweisend in seiner Betonung künstlerischer Praxis als sozialer Kommunikation. Verkrustete Strukturen des Anstaltslebens in einer totalen Institution wurden aufgebrochen, die Ausschließung der Geisteskrankheit aus dem sozialen Leben wurde thematisiert. In den Vordergrund rückte der Versuch, die gestörten sozialen Beziehungen zwischen "Kranken" und "Gesunden" zu verändern, wobei der künstlerischen Arbeit eine Katalysatorfunktion zugedacht wurde. Diese Betonung des Beziehungsaspektes unterscheidet das im weiteren Sinne durchaus kunstpädagogischen Ansätzen zuzurechnende große Theater des Marco Cavallo von den individuell auf die soziale Anpassung des Patienten zielenden, geschilderten kunstpädagogisch orientierten Malateliers.

In der Bundesrepublik initiierte Siegfried NEUENHAUSEN in Anlehnung an die italienischen Erfahrungen 1982 zwei Bildhauerprojekte in den psychiatrischen Kliniken Wunstorf und Ochsenzoll. Zeitlich begrenzt wurden dafür Räume der Klinik zu Atelierräumen umgestaltet. Die Projekte waren allerdings im Unterschied zum Triester Projekt explizit darauf angelegt, in gemeinsamer Arbeit mit Patienten Großplastiken, die nachher im Klinikgebäude aufgestellt wurden, herzustellen. Auch von NEUENHAUSEN wurde der Beziehungsaspekt der gemeinsamen Arbeit an Großplastiken, die für einen öffentlichen Raum bestimmt sind, gegenüber dem Ausdruck innerer Phänomene in den Vordergund gestellt. Die Auseinandersetzung mit Kunst sei nie eine isolierte Diskussion über formale Bestände, sondern stets auch eine Auseinandersetzung mit der Realität. Es gehe darum, "... wie Realität durch Form gefaßt und interpretiert wird und um die Personen und ihre Ausdrucksmöglichkeiten. Wer sich mit Kunst beschäftigt, muß sich zwangsläufig mit Realität befassen." (ZWISCHEN KUNST UND PSYCHIATRIE 1983, S. 10). Dokumentiert wurde die Arbeit von NEUENHAUSEN in einer Ausstellung des Kunstvereins Hannover und im Katalog dieser Ausstellung (ZWISCHEN KUNST UND PSYCHIATRIE 1983, teilw. wieder abgedr. in HARTWIG und MENZEN 1984).

WINNICOTT entwickelte von psychoanalytischer Seite aus mit seinem Konzept der Übergangsobjekte - übrigens, wie weiter oben dargestellt, in enger Anlehnung an FREUDS Auffassung eines "Zwischenreiches der Phantasie" - ein zunächst theoretisches Instrumentarium für eine psychoanalytisch orientierte Gestaltungstherapie, die sich auf die Analyse des Beziehungsprozesses stützt. Schon die Herausbildung des intermediären Bereichs der Kunst, Religion usw. sieht WINNICOTT als Versuch, eine Lösung zu finden für das dem Kind sich stellende Problem, objektiv Wahrnehmbares und subjektiv Vorgestelltes miteinander in Beziehung zu setzen. "In der frühen Kindheit ist dieser intermediäre Bereich für den Beginn einer Beziehung zwischen Kind und Welt erforderlich."[3] WINNICOTT geht von einer "... direkte(n) Entwicklungsfolge von Übergangsphänomenen zum Spielen, vom Spielen zum gemeinsamen Spielen und von hier zum kulturellen Erleben." (WINNICOTT 1979, S. 63) aus. Denn die Akzeptierung der Realität sei als Aufgabe nie ganz abgeschlossen und die Befreiung von dem Druck, innere und äußere Realität miteinander in Beziehung setzen zu müssen, werde dem Erwachsenen "... durch einen nicht in Frage gestellten *intermediären Erfahrungsbereich* (kursiv im Original, M.G.) (in Kunst, Religion usw.) geboten .... Dieser intermediäre Bereich entwickelt sich direkt aus dem Spielbereich kleiner Kinder, die in ihr Spiel 'verloren' sind." (WINNICOTT 1979, S. 23-24).

Paradigmatisch dafür ist das berühmte Beispiel, von dem FREUD in "Jenseits des Lustprinzips" (1920g) berichtet. Sein 1½-jähriger Enkel spielt mit einer Holzspule das Fort-Da-Spiel und lernt mit Hilfe des Spieles die Abwesenheit der Mutter zu bewältigen. Deutlich wird dabei das Spiel - und gleiches gilt für die Gestaltung - faßbar 1. als Darstellung und Bearbeitung innerer Realität (des Wunsches nach Rückkehr der Mutter, nach Rache an ihr), 2. auch als Darstellung, Verarbeitung und Bewältigung äußerer Realität (der Abwesenheit) und 3. als Versuch der Vermittlung beider.

Psychotherapie wird nun von WINNICOTT ebenfalls insgesamt diesem Bereich zugeordnet: "Psychotherapie geschieht dort, wo zwei Bereiche des Spielens sich überschneiden: der des Patienten und der des Therapeuten. Psychotherapie hat mit zwei Menschen zu tun, die miteinander spielen. Hieraus folgt, daß die Arbeit des Therapeuten dort, wo Spiel nicht möglich ist, darauf ausgerichtet ist, den Patienten aus einem Zustand, in dem er nicht spielen kann, in einen Zustand zu bringen, in dem er zu spielen imstande ist." (WINNICOTT 1979, S. 49.) Daher müßten in der therapeutischen Arbeit unstrukturierte Erfahrung und kreative motorische und sensorische Impulse, die das Rohmaterial für das Spielen darstellten, zugelassen werden.

Kulturelles Erleben ist für WINNICOTT wie Spiel und Psychotherapie "... lokalisiert in einem schöpferischen Spannungsbereich (*potential space* im englischen Original, M.G.) zwischen Individuum und Umwelt ..." (WINNICOTT 1979, S. 116). Es symbolisiert die Einheit an einer Stelle, an der sich Trennung vollzogen hat. Konsequenterweise zieht daher WINNICOTT den Schluß: "Darstellungen, die das Individuum isoliert betrachten, können über das zentrale Problem des Ursprungs von Kreativität nichts aussagen." (WINNICOTT 1979, S. 84-85).

In seiner therapeutischen Einzelarbeit mit Kindern fanden diese Überlegungen u.a. ihren Ausdruck in dem von ihm erfundenen Schnörkelspiel, dem Squiggle (WINNICOTT 1973). Dabei dürfen Patient und Therapeut abwechselnd mit dem Malen eines Schnörkels auf einem Blatt Papier beginnen. Aus den Schnörkeln entwickeln beide in Form eines wechselweise gemeinsam gemalten Bildes und der zugehörigen Kommentare eine bildlich-sprachliche Unterhaltung. WINNICOTT benützte dieses Verfahren gerne zur Aufnahme einer therapeutischen Beziehung.[4]

Meiner eigenen klinischen Erfahrung aus der gestaltungstherapeutischen Arbeit mit psychotischen Jugendlichen zufolge ist es genau der problematische Bereich der Vermittlung von innerer und äußerer Realität, von Einheit und Trennung, von Anwesenheit und Abwesenheit, von Nähe und Distanz, der in besonderer Weise in der Gestaltung psychotischer Patienten zur Darstellung kommt.[5]

Das gestaltende Arbeiten mit Material bietet häufig den Patienten Schutz vor zu großer Nähe in der therapeutischen Beziehung. Auch bei nicht-psychotischen Patienten erleichtert dieser Aspekt in vielen Fällen die Aufnahme einer Beziehung. Ihm kommt jedoch in der Behandlung psychotischer Jugendlicher mit ihrer spezifischen Trennungsproblematik besonderes Gewicht zu. Denn sie schwanken in ihrem Nicht-Aushalten-Können der Trennung von Subjekt und Objekt zwischen zwei Polen von Nähe und Distanz: Der Negation des Anderen durch den Versuch, nicht in Beziehung zu treten und der Verleugnung der Existenz eines getrennten Gegenübers durch Verschmelzung mit ihm. Beides ist seinerseits wieder mit starken Ängsten verknüpft.

In dieser Situation kann Sprache häufig nicht in ihrer symbolischen und damit trennenden und erst sekundär zwei Subjekte verbindenden Funktion gebraucht werden, sondern sie dient als konkretes Verbindungsobjekt (linking object, vgl.

VOLKAN 1978). Ähnlich verhält es sich mit der Produktion von Bildern u.ä., bei denen zunächst nicht die dem Betrachter meist sofort ins Auge springende Symbolisierung innerer und äußerer Objekte im Vordergrund steht. Im Unterschied jedoch zur Sprache, die Patient und Therapeut direkt verbindet, vermittelt beim Gestalten der Werkstoff, das Bild, die Skulptur (allgemein: ein konkretes und sichtbares Objekt der Außenwelt) zwischen beiden. Das Bild kann damit zum Mittel werden, in Verbindung zu treten ohne von dem zu direkten Blick des Anderen vernichtet zu werden. Im Moment der Beziehungsaufnahme kann auf diese Weise eine Distanzierung von dem als bedrohlich und eindringend erlebten Therapeuten stattfinden, wie sie mit den Mitteln der Sprache unter Umständen gerade in diesem Augenblick nicht möglich ist. Dieser Doppelaspekt des Bildes tritt also dann besonders hervor, wenn die Sprache nicht mehr in der gewohnten Weise als Verständigungsmittel gebraucht werden kann. Wer intensiv mit psychotischen Patienten gearbeitet hat, weiß, daß andererseits in gewissen Situationen auch der Therapeut eines solchen Schutzes bedarf, um sich auf die Beziehung zum Patienten wirklich einlassen zu können und nicht von ihr überwältigt zu werden.

Umgekehrt erleben wir häufig, daß die mit Hilfe der Gestaltung aufgenommene Beziehung trotz des Schutzes, den das Medium bietet, weiterhin als zu nah und daher bedrohlich empfunden wird. Die Anerkennung der Existenz des Therapeuten als bedeutsames Gegenüber, wie sie durch das Malen, Modellieren etc. in der Regel erfolgt, löst unter Umständen massive Verschmelzungs- und Vernichtungsängste aus. Die angestrebte reale Vernichtung des Bildobjektes dient dann nicht nur der Verleugnung der im Bild dargestellten inneren Realität, sondern ist gleichzeitig ein Angriff auf die unaushaltbar erscheinende emotionale Beziehung zum Gegenüber. Der Schutz der Bilder vor diesen Angriffen gründet sich in solchen Fällen dann nicht auf die Wertschätzung, die der Therapeut diesen Selbstanteilen des Patienten entgegenbringt. Es geht vielmehr vor allem um das Festhalten an der Realität einer Beziehung zwischen beiden. Im Extremfall konkretisiert die reale Auseinandersetzung um das Zerstören der Bilder den Kampf um das Überleben des Therapeuten in der Vorstellungswelt des Patienten.

Eine zweite bedeutsame Komponente in der gestaltungstherapeutischen Arbeit mit psychotischen Patienten stellt die Herausbildung einer gemeinsamen Realität in Form einer Phantasie-Realität dar. Ich habe mehrfach darauf hingewiesen, daß, entgegen der häufig geäußerten Ansicht, das Zeichnen sei im Gegensatz zur verbalen Mitteilung ein unmittelbarer Ausdruck unbewußter Phänomene, hier wie dort die innere Welt einer sekundären Bearbeitung unterzogen wird. Jedoch wird der Betrachter einer bildlichen Darstellung im therapeutischen Prozeß in die Lage versetzt, einen Teil dieser erdrückend und übermächtig erlebten inneren Realität in einer überarbeiteten, gewissermaßen "gereinigten" Fassung aus seiner Sicht anzusehen. Ihm eröffnen sich damit andere Möglichkeiten, sich in sie hineinzuversetzen, als bei einem verbalen

Bericht über diese innere Realität. Dadurch wird dieser zunächst einer idiosynkratischen Nebenrealität (LEMPP 1973, 1984) zuzurechnende Bereich leichter kommunizierbar. Er kann eher als gemeinsame Phantasie-Realität akzeptiert werden, wobei die emotionale Bedeutung für Patient und Therapeut unterschiedlich bleibt. Eine solche gemeinsame Phantasie-Realität darf, ähnlich wie das beim Realitätsbezugsaufbau des kleinen Kindes im gemeinsamen Spiel der Fall ist, als Verbindungsglied zur allgemein anerkannten Hauptrealität angesehen werden, da sie nicht mehr nur idiosynkratische Nebenrealität ist. Sie trägt damit zur Überstiegsfähigkeit zwischen Haupt- und Nebenrealität bei, die in psychotischen Zuständen charakteristischerweise eingeschränkt ist (vgl. LEMPP 1973, 1984). Anders ausgedrückt wird die erdrückende innere Realität durch die Gestaltung und durch ihr Einfließen in den Gestaltungsprozeß quasi objektiviert und damit ein Stück weit Bestandteil einer mit der Umwelt gemeinsamen Realität. Es kommt zu einer gewissen ersten Distanzierung vom psychotischen Denken und Erleben, sofern dessen Darstellung vom Therapeuten wahrgenommen und emotional aufgenommen werden kann. Auf die Bedeutung eines solchen sich Einlassens auf die Nebenrealität des Patienten und ihre sukzessive Überführung in gemeinsame Realität wurde verschiedentlich hingewiesen (vgl. v.a. BENEDETTI 1983).

Ein dritter Gesichtspunkt sei hier nur kurz erwähnt: Die Bindung frei flottierender psychotischer Ängste, indem ihnen vom Patienten eine konkrete Gestalt gegeben wird. Auch in diesem Fall geht es darum, sie und damit den Patienten zu erkennen und sie auf das psychotische Übertragungsgeschehen zu beziehen. Dabei muß aber berücksichtigt werden, daß jede Formgebung von psychotischen Patienten unter Umständen als bedrohlich empfunden wird, als unerträgliches Zusammenfügen ihrer versprengten Fragmente. Die Möglichkeit, den abgespaltenen Ich-Anteilen, aber auch den unerträglich erlebten Triebanteilen in bildlicher Form in der Behandlung - wenn auch oft nur für kurze Zeit - einen Raum in der äußeren, realen, gemeinsam geteilten Welt zu geben, kann ihnen jedoch auch etwas von ihrer überwältigenden Qualität nehmen. Sie werden zu etwas Äußerem, manchmal ein Stück weit Fremdes und damit aus der Distanz heraus anschaulich und als Bilder reintegrierbar. Stattfinden kann eine solche modifizierte Reintegration jedoch meiner Erfahrung zufolge wiederum nur über das Wahrnehmen und Erkennen der Bilder und der zugehörigen Affekte durch das therapeutische Gegenüber. Dagegen bleibt die bloße Externalisierung solcher Affekte ohne das empathische Wiedererkennen durch den Therapeuten meist von kurzer Dauer. Die externalisierten Trieb- und Selbstanteile fallen dann auf den Patienten zurück mit der Folge, daß es zu einem erneuten Externalisierungsversuch kommt. Das ist meines Erachtens einer der Gründe für die häufig festzustellenden monotonen Wiederholungen in den Bildern psychotischer Patienten.

Ein vierter Aspekt, die Gestaltung als Bewußtwerden von Noch-Nie-Bewußtem, als probatorische Verwirklichung des Neuen wurde in Kapitel 5.2 ausgeführt. Im therapeutischen Prozeß erscheint es entscheidend, daß der Therapeut als Gegenüber an diesem Entwurf einer neuen Wirklichkeit als Möglichkeit festhält, ohne den Patienten darauf festlegen zu dürfen. Beim Arbeiten mit Ton wird die Möglichkeit des Verwandelns und ständigen Neuentwerfens von Realität besonders deutlich. Aber auch beim Malen zeigt sie sich in vielfältiger Weise im Prozeß der Veränderungen eines Bildes, in Korrekturen, in Übermalungen, im Verändern der Komposition, im Zufügen weiterer Teile usw. Dabei hat die Herstellung von etwas Neuem die Veränderung, oft die Zerstörung eines Stückes des Alten zur Voraussetzung. Es ist daher in der konkreten Situation häufig nicht leicht festzustellen, ob der Patient mit einer Veränderung "... die Geburt oder den Verlust seines psychischen Universums signalisiert ..."[6] (EIGEN 1985, S. 323), ob er eine neue Möglichkeit der Beziehung auf das Gegenüber oder ihre Zerstörung thematisiert.

Die Fähigkeit, Bilder als Neuentwurf der Wirklichkeit zu gebrauchen, fällt zusammen mit der Entwicklung einer wirklich symbolischen Funktion der dargestellten Inhalte. Zwar mögen Bilder schizophrener Patienten den distanzierten Betrachter von Anfang an wegen ihrer reichhaltigen Symbolik faszinieren. Es entsteht dabei jedoch ein Widerspruch im Betrachter selbst: Der Wahrnehmung der Bilder als symbolträchtiger und damit intersubjektiv verstehbarer Objekte steht ihre Wahrnehmung als Ausdruck autistischer Isolierung des Patienten gegenüber. Im therapeutischen Prozeß selbst, in der lebendigen Auseinandersetzung ist dagegen die Entwicklung der symbolischen Funktion auf seiten des Patienten geknüpft an seine entstehende Fähigkeit zur Triangulierung.

Ein Problem, das in dieser Arbeit weitgehend unberücksichtigt blieb, ist das der Übersetzung von Bildern in Sprache, die regelmäßig in der therapeutischen Arbeit mit Hilfe von Bildern ganz fraglos vollzogen wird. Die Notwendigkeit und Schwierigkeit der Übersetzung tragen dabei mit zum Mythos der Unmittelbarkeit der Bilder, die als authentischerer Urtext gesehen werden, bei. Diese Schwierigkeit läßt sich auch nicht damit lösen, "... das Inventar von Bedeutungen aufstellen zu wollen, die in einem Bild vorkommen." (BOEHM 1978, S. 465). Denn das Bild bestehe, so BOEHM weiter, nicht aus einer Summe von Teilen (z.B. Zeichen), sondern konstituiere sich als ein offenes Feld von Beziehungen und Kontrasten zwischen Grenzen. Diese Grenzen werden im Bild nicht von Gegenständen bestimmt, sondern von Farbflächen, die - "... unabhängig von den Dinggrenzen, sie überlappend, ja ignorierend - miteinander modulieren." (BOEHM 1978, S. 464). Damit wird einerseits verwiesen auf den ganz anderen Charakter des Mediums Bild, als ein Medium, das vor allem durch Simultaneität im Gegensatz zur Linearität der Sprache gekennzeichnet sei. Gleichzeitig erschließt sich damit aber auch eine unabschließbare Vielfalt möglicher, zu entwickelnder Bedeutungen. Letzteres ist jedoch gerade das Kernstück des therapeutischen Diskurses in der Psychoanalyse, wodurch ein bei aller Unterschiedlichkeit gemeinsames Fundament von Sprache und Bild deutlich wird, das mit BOEHM als die Bildlichkeit der Sprache und des Bildes bezeichnet werden könnte. Das Bild ist also auch aus einer solchen ästhetischen Sichtweise wiederum nicht einfache Abbildung der Realität, insbesondere nicht einfache Abbildung einer inneren Realität, sondern auf Grund seiner relativen Unabhängigkeit von der Welt der realen Objekte und damit auf Grund seiner Bildlichkeit und vielfältigen Bedeutungsmöglichkeit Medium der Distanzierung von einer gelebten und erdrückenden Unmittelbarkeit.[7]

Anmerkungen

[1] Vergleiche NAVRATIL (1979 und 1983). Etwas ausführlicher, als das hier geschehen kann, hat sich Peter GORSEN mit NAVRATIL auseinandergesetzt und kam dabei zu ganz ähnlichen Ergebnissen wie die hier vorgelegten. Vergleiche GORSEN (1984).
[2] Vergleiche zu dieser Diskussion über die Reaktualisierung des Konzeptes der Einheit von Kunst und Leben die schon erwähnten Bücher von BÜRGER (1974) und LÜDKE (1976).
[3] WINNICOTT (1979), S. 24. STEIN und STEIN (1984) weisen darauf hin, daß in der psychoanalytischen Literatur von den verschiedensten Autoren der Bereich der Kreativität als intermediärer Bereich konzipiert wird, wobei die Pole sehr unterschiedlich definiert werden. Es gibt jedoch meines Wissens keinen Autor, der so entschieden diesen intermediären Bereich mit der Beziehungsfähigkeit in Zusammenhang bringt wie WINNICOTT. STEIN und STEIN arbeiten außerdem die Bedeutung der romantischen Philosophie, vor allem HÖLDERLINS für die psychoanalytische Konzeption der Kreativität heraus und weisen insbesondere eindrucksvolle Parallelen zwischen HÖLDERLIN und WINNICOTT nach.
[4] Beispiele, wie ein am Konzept WINNICOTTS orientiertes und der Analyse der Objektbeziehungen verpflichtetes Verständnis therapeutischer Arbeit mit Hilfe von Bildern in die Praxis der stationären Therapie psychotischer Kinder und Jugendlicher umgesetzt werden kann, finden sich in der Schilderung der Malwerkstatt von Bonneuil (Vgl. MANNONI 1978, S. 100-111) und in unserer Arbeit in der Abteilung für Kinder- und Jugendpsychiatrie der Universität Tübingen (Vgl. GÜNTER und HEINZMANN 1987). Eine ähnliche, auf das Beziehungsgeschehen zentrierte Position vertritt BENEDETTI (Vgl. BENEDETTI 1984).
[5] Die folgenden Ausführungen stellen eine stark gekürzte Zusammenfassung eines Vortrags beim 5. Tübinger Kinder- und Jugendpsychiatrischen Symposion am 25.2.1989 dar.
[6] "... is signalling the birth or loss of his psychic universe ...".
[7] Vergleiche dazu LANG (1978), S. 267, der diese Funktion der Distanzierung mittels der Sprache anhand von FREUDS Ausführungen "Aus den Anfängen der Psychoanalyse" (1950a) als wesentliches Moment psychoanalytischer Therapie darstellt.

9 Zusammenfassung

Die vorliegende Arbeit untersucht den Aufbau von Malateliers in psychiatrischen Kliniken in den 30er und 40er Jahren dieses Jahrhunderts. Dargelegt werden therapeutische Konzeptionen und Entstehungsbedingungen der bis 1950 weltweit entstandenen 34 Ateliers.

Zunächst wird die Entwicklung des psychiatrischen Interesses an Bildern von Patienten im 19. Jahrhundert verfolgt und auf die Veränderung der psychiatrischen Theorie vom "Moral Treatment" zur deskriptiven Psychiatrie der Jahrhundertwende bezogen. Insgesamt kann die Einrichtung von 11 "künstlerischen Werkstätten" für Patienten vor dem 1. Weltkrieg nachgewiesen werden. Sie waren als Teil der Beschäftigungs- und Arbeitstherapie in deutschen Privatanstalten ein Mittel, Patienten "gehobener Stände" anstelle der eigentlich therapeutisch indizierten, aber nicht zumutbaren Feld- und Gartenarbeiten, einer regelmäßigen Tätigkeit zuzuführen.

Breite Darstellung erfährt das Aufkommen eines diagnostischen Interesses an Bildern psychiatrischer Patienten seit 1870. Es kann belegt werden, daß die Bilder durchgängig als unmittelbarer Ausdruck des Innersten der Patienten angesehen wurden. Dies war möglich geworden, nachdem sich mit der Moderne die Vorstellungen über das, was Kunst sei, verändert hatten. Paradigmatisch kann dieser Zusammenhang im Werk PRINZHORNS nachgewiesen werden.

Erste therapeutische Versuche wurden im weiteren von verschiedenen Psychoanalytikern, insbesondere in Kinderanalysen unternommen. Sie bildeten eine wichtige Grundlage für die spätere Einrichtung von Malateliers in psychiatrischen Kliniken. Malen wurde hierbei als Mittel des Zugangs zum verborgenen Unbewußten betrachtet und meist den Mechanismen des Traumes gleichgesetzt. Die therapeutische Nutzbarmachung hatte also eine konvergierende Verschiebung der Sichtweisen in Ästhetik und Therapeutik zur Voraussetzung. Die Ästhetik wandte sich mit der Moderne einer Konzeption der Kunst als Ausdruck innerer Spannungen und Triebkräfte aus der Tiefe der Seele zu, die Therapeutik richtete mit der Psychoanalyse ihr Interesse auf das Innerste des Individuums.

Weiterhin führe ich aus, wie psychoanalytische, aus der Beschäftigungstherapie und dem "Child Guidance Movement" abgeleitete, sowie kunstpädagogische Vorstellungen in unterschiedlichem Maße die therapeutischen Konzepte der Malateliers bestimmten, wobei bei aller Verschiedenheit der Ausrichtung die Produktionen wiederum als unbeeinflußter Ausdruck des verborgenen Seelenlebens der Patienten angesehen wurden. Diese weitgehend bis heute gültige Position wird kritisch diskutiert.

Anhang: Tabelle der weltweit bis 1950 eingerichteten therapeutischen Malateliers

	Zeitp. der Errichtung	Quelle	Bemerkungen	T
BRASILIEN				
1 Psychiatrisches Zentrum Rio-de-Janeiro	1946	VOLMAT (1956), BERGERON (1952b)	BT, E, (J)	x
2 Colonia Juliano Moreira (Rio-de-Janeiro)	vor 1950	VOLMAT (1956)	E, KP	x
3 Hospital de Juqueri (Sao Paolo)	1949	YAHN (1951), VOLMAT (1956), BERGERON (1952b)	BT, E, PA	x
FRANKREICH				
4 Maison Nationale de Charenton	1948	BARUK (1952), VOLMAT (1956)	E	x
5 Saint-Jean-de-Dieu Nord (Lille)	vor 1950	VOLMAT (1956), BERGERON (1952b)	E	x
6 Le Vinatier (Rhône)	vor 1950	VOLMAT (1956), BERGERON (1952b)	E	x
7 Villejuif	1951	VOLMAT (1956), BERGERON (1952b)	E, KP	-
GROSSBRITANNIEN				
8 Warlingham Park Hospital	1947	SANDISON (1949)	E, KP	-
9 Netherne Hospital = Surrey State Hospital (Coulsdon)	1946	DAX (1953, 1955), VOLMAT (1956), ADAMSON (1970, 1984)	BT, E, KP, PA	x
10 Hill End Hospital (St.-Albans)	vor 1950	VOLMAT (1956)	BT, E, KP	x
11 Napsbury Hospital (St.-Albans)	vor 1950	VOLMAT (1956)	BT, E, KP	x
12 Burden Institute (Bristol)	vor 1950	VOLMAT (1956)	BT, E, KP, (PA)	x
13 Towers Hospital(Humberstone)	vor 1950	VOLMAT (1956)	BT, E, KP, PA	x
KANADA				
14 Allan Memorial Institute (Montreal)	mehrere J. vor 1950	VOLMAT (1956), BERGERON (1952b)	BT, E, PA, Fi	x
U.S.A.				
15 a) Bellevue Hospital (New York)	1935	BENDER (1937a, 1937b), BENDER u. W. (1937)	Ki, GP, PA, Bt	-
b) Bellevue Hospital (New York)	1937	CURRAN (1939a, 1939b)	Ad, GP, PA, Bt	-
c) Bellevue Hospital (New York)	1937, 1938 (Unruhige)			
16 Psychiatric Institute and Hospital (N.Y.)	1935	CURRAN (1939a, 1940), GARFINKLE (1939)	E, GP, PA, Bt	-
17 Southard School (Klinikschule) d. Menninger Clinic (Topeka)	vor 1937	SPRING (1935), DESPERT (1937) LYLE u. S. (1937)	Sch, Ki, PA Sch, Ki, PA, Fi	- -

120

18 University of Chicago Clinics	vor 1940	FLEMING (1940)	E, PA, Fi	–
19 Ypsilanti State Hospital	vor 1949	VOGEL et al. (1950)	BT, E, (PA), Fi, Di	–
20 Boston State Hospital	mehrere J. vor 1939	SCHUBE et al. (1939)	KT, E, Di	–
21 St. Elizabeths Hospital (Boston)	1940	VOLMAT (1956), BERGERON (1952b)	KT, E	–
22 Worcester State Hospital	1939	SEARLE (1943)	BT, E, KP	–
23 Long View Hospital (Cincinnati)	vor 1940	ANASTASI II (1941)	E, KP	–
24 St. Elizabeths Hospital (Washington)	1943	TAYLOR (1950)	PT, E, KP	–
25 Hartford Retreat (Neuropsychiatric Institute)	vor 1943	BURLINGAME (1943)	BT, E, Bt	–
26 Manteno State Hospital	vor 1950	VOLMAT (1956), BERGERON (1952b)	BT, E, Bt	X
27 Richmond Hospital (Virginia)	vor 1950	VOLMAT (1956), BERGERON (1952b)	BT, E, Bt	X
28 Mental Hygiene Clinic (New York City)	vor 1943	VOLMAT (1956), BERGERON (1952b)	BT, E, Bt	X
29 Lyons Hospital (New Jersey)	vor 1948	VOLMAT (1956), BERGERON (1952b)	BT, E, Bt	X
30 Perry Point Hospital (Maryland)	vor 1949	VOLMAT (1956), BERGERON (1952b)	BT, E, Bt	X
31 Neuropsychiatric Hospital (Los Angeles)	1947	PESSIN u. F. (1949), MESSNER (1951)	BT, E, Bt, PA	X
32 Winter Veterans Administration Hospital (Top.)	1945/46	HUNTOON (1949), VOLMAT (1956), BERGERON (1952b)	BT, E, PA	X
33 New York Regional Office Clinic	vor 1948	KARLAN u. P. (1948)	BT, E, PA, Ambul.	–
34 38th U.S. Army General Hospital (Middle East)	1943	BIEBER u. H. (1948)	E, PA	–

Keine Berücksichtigung fanden die seit 1941 vor allem in Kriegsverletztenkrankenhäusern von Adrian HILL als Teil der Beschäftigungstherapieabteilung eingerichteten Malateliers. Die hier aufgeführten Malateliers in psychiatrischen Kliniken in England folgten diesem Modell.

LEGENDE

BT = Teil der Beschäftigungstherapieabteilung
KT = Selbständige kunsttherapeutische Abteilung
PT = Teil der Psychotherapieabteilung
Sch = Teil der Klinikschule

E = Erwachsene
Ki = Kinder
Ad = Adoleszente

PA = Psychoanalytisch orientiert
KP = Kunstpädagogisch orientiert
Bt = Beschäftigungstherapeutisch orientiert
J = an der JUNGschen Analyse orientiert
GP = Gruppenpsychotherapie

Fi = Arbeit mit Fingerfarben
Di = Diagnostisch
T = Teilnahme an der 1. Exposition internationale d'art psychopathologique 1950

Literaturverzeichnis

Bibliographien

AISSEN - CREWETT, Meike, Kunsttherapie. Kunst - Psychotherapie - Psychiatrie - (Sozial-) Medizin - Pädagogik. Zusammenfassungen von internationalen Zeitschriftenaufsätzen 1972 - 1984 nebst einem Lexikon der Fachbegriffe, Köln 1986.

ANASTASI, Anne u. J.P. FOLEY, A survey of the literature on artistic behavior in the abnormal. I. Historical and theoretical background, in: Journal gen. Psychol., 25, 1941, S. 111-142. II. Approaches and interrelationships, in: Ann. N. Y. Acad. Sci., 42, 1941, S. 1-112. III. Spontaneous productions, in: Psycholog. Monog., 52, 1940, S. 1-71. IV. Experimental investigations, in: J. gen. Psychol., 25, 1941, S. 187-237.

GANTT, Linda u. M. STRAUSS-SCHMAL, Art therapy. A bibliography. January 1940 - June 1973, Washington 1974.

GEDO, J.E., Psychoanalyse und bildende Kunst, in: Psyche, 27, 1973, S. 669-695.

KIELL, N., Psychiatry and psychology in the visual arts and aesthetics, Madison 1965.

VOLMAT, Robert, L'art psychopathologique, Paris 1956.

Literaturliste

ADAMSON, Edward (1970), Art for mental health, in: Jean Creedy (Hrsg.), The social context of art, London, S.147-162.

ADAMSON, Edward (1984), Kunst als Heilungsprozeß, Paderborn.

APPEL, Kenneth E. (1931), Drawings by children as aids to personality studies, in: Amer. J. Orthopsychiat., 1, S. 129-144.

ARMENINI, Giovanni Battista (1587), De veri precetti della pittura, Ravenna (Reprint Hildesheim 1971).

ASSOCIATED PRESS DISPATCH (1940) vom 24. Mai 1940 (Autor: de Groot, M.), Art work found mental remedy, Cincinnati.

BADER, Alfred (1975), Zugang zur Bildnerei der Schizophrenen vor und nach Prinzhorn (1971), in: ders. (Hrsg.), Geisteskrankheit, bildnerischer Ausdruck und Kunst. Eine Sammlung von Texten zur Psychopathologie des Schöpferischen, Bern - Stuttgart - Wien, S. 107-119.

BADER, Alfred und Leo NAVRATIL (1976), Zwischen Wahn und Wirklichkeit. Kunst - Psychose - Kreativität, Luzern und Frankfurt/M.

BARUCH, Dorothy W. und Hyman MILLER (1951), The use of spontaneous drawings in group therapy, in: Amer. J. Psychother., 5, S. 45-58.

BARUK, H., J. LAUNAY, A. MEYER und J. ROLAND (1952), Action de la maladie mentale sur la création et la désorganisation artistique. Rôle de la personalité profonde. Intérêt thérapeutique de la peinture et du dessin (Présentation des peintures commentées), in: Ann. méd.-psychol., 110, S. 695 - 698.

BAYNES, Helton G. (1969), Mythology of the soul. A research into the unconscious from schizophrenic dreams and drawings, 3. Aufl. London.

BENDER, Lauretta (1937a), Group activities on a children's ward as methods of psychotherapy, in: Amer. J. Psychiat., 93, S. 1151-1173.

BENDER, Lauretta (1937b), Art and therapy in the mental disturbances of children, in: J. nerv. ment. Dis., 86, S. 249-263.

BENDER, Lauretta und Adolf G. WOLTMANN (1937), The use of plastic material as a psychiatric approach to emotional problems in children, in: Amer. J. Orthopsychiat., 7, S. 283-300.

BENEDETTI, Gaetano (1983), Todeslandschaften der Seele, Göttingen.

BENEDETTI, Gaetano (1984), Die Symbolik des schizophrenen Patienten und das Verstehen des Therapeuten, in: Helmut Hartwig und Karl-Heinz Menzen (Hrsgg.), Kunst-Therapie, Berlin, S. 41-55.

BENJAMIN, Walter (1974), Das Kunstwerk im Zeitalter seiner technischen Reproduzierbarkeit, Gesammelte Schriften, Bd. 1, Frankfurt/M., S. 471-508.

BERGERON, M. und R. VOLMAT (1952a), Techniques et modalités de la thérapeutique par l'art à l'hôpital psychiatrique, in: Ann. méd.-psychol., 110, S. 701-704.

BERGERON, M. und R. VOLMAT (1952b), De la thérapeutique collective par l'art dans les maladies mentales, in: Encéphale, 41, S. 143-211.

BERTSCHINGER, H. (1912), Illustrierte Halluzinationen, in: Jb. psychoanal. psychopath. Forsch., 3, S. 69-100.

BEYER, Ernst (1929), Zur Geschichte der Wittfeldschen Privatanstalt in Moers, in: Psychiat.-neurol. Wschr., 21, S. 419-424.

BIEBER, Irving und Jessie K. HERKIMER (1948), Art in psychotherapy, in: Amer. J. Psychiat., 104, S. 627-631.

BING, Robert K. (1981), Eleanor Clarke Slagle Lectureship 1981. Occupational therapy revisted: A paraphrastic journey, in: Amer. J. occup. Ther., 35, S. 499-518.

BINIEK, Eberhard (1982), Psychotherapie mit gestalterischen Mitteln. Eine Einführung in die Gestaltungstherapie, Darmstadt.

BLASIUS, Dirk (1980), Der verwaltete Wahnsinn. Eine Sozialgeschichte des Irrenhauses, Frankfurt/M.

BOCKOVEN, J. Sanbourne (1972), Moral Treatment in community mental health, New York.

BOEHM, Gottfried (1978), Zu einer Hermeneutik des Bildes, in: H. G. Gadamer u. G. Boehm (Hrsgg.), Seminar: Die Hermeneutik und die Wissenschaften, Frankfurt/M., S. 444-471.

BOENHEIM, Curt (1970), The position of art therapy within contemporary psychotherapy, in: Amer. J. Art Ther., 9, S. 107-114.

BRESLER, Johannes (1910/12), Deutsche Heil- und Pflegeanstalten für psychisch Kranke in Wort und Bild, 2 Bde., Halle.

BRESLER, Johannes (1914), Heil- und Pflegeanstalten für psychisch Kranke in Wort und Bild, 2 Bde., Halle.

BRETON, André (1925), Révolution Surréaliste, No. 3.

BREUER, Horst (1985), Freuds kunstpsychologische Methoden, in: Psyche, 39, S. 577-591.
BÜRGER, Peter (1974), Theorie der Avantgarde, Frankfurt/M.
BÜRGER-PRINZ, Hans (1932), Über die künstlerischen Arbeiten Schizophrener, in: Oswald Bumke (Hrsg.), Handbuch der Geisteskrankheiten, Bd. IX, Berlin, S. 668-704.
BURLINGAME, Charles (1943), The use of art in psychotherapy, in: The Bulletin of the Museum of Modern Art, 10, S. 17-19.
BUSCH, Günter (1969), Entartete Kunst. Geschichte und Moral, Frankfurt/M.
CASTEL, Françoise, Robert CASTEL und Anne LOVELL (1982), Psychiatrisierung des Alltags. Produktion und Vermarktung der Psychowaren in den USA, Frankfurt/M.
CASTEL, Robert (1979), Die psychiatrische Ordnung. Das Goldene Zeitalter des Irrenwesens, Frankfurt/M.
CREMERIUS, Johannes (1971), (Hrsg.), Neurose und Genialität. Psychoanalytische Biographien, Frankfurt/M.
CURRAN, Frank J. (1939a), Art techniques for use in mental hospitals and correctional institutions, in: Ment. Hyg. (N.Y.), 23, S. 371-378.
CURRAN, Frank J. (1939b), Organization of a ward for adolescents in Bellevue Psychiatric Hospital, in: Amer. J. Psychiat., 95, S. 1365-1388.
CURRAN, Frank J. (1940), The value of art in a psychiatric hospital, in: Dis. nerv. Syst., 1, S. 336-337.
D'AMICO, Victor (1943), Art therapy in education, in: The Bulletin of the Museum of Modern Art, 10, S. 9-10.
DAX, E. Cunningham (1953), Experimental studies in psychiatric art, London.
DAX, E. Cunningham (1955), The creative activities in mental hospital treatment, Med. J. Aust., 1, S. 57-64.
DESPERT, J. Louise (1937), Technical approaches used in the study and treatment of emotional problems in children. Part three: Drawing, in: Psychiat. Quart., 11, S. 267-295.
DESPERT, J. Louise und Howard W. POTTER (1936), Technical approaches used in the study and treatment of emotional problems in children. Part one: The story, a form of directed phantasy, in: Psychiat. Quart., 10, S. 619-638.
DEUTSCH, Albert (1949), The mentally ill in America. A history of their care and treatment from colonial times, 2. Aufl., New York.
DIETZ (1902), Der heutige Stand der Irrenfürsorge in Württemberg und die neue Irrenanstalt Weinsberg, in: Medicinisches Correspondenz-Blatt des württembergischen ärztlichen Landesvereins, 72, S. 757-760.
DIETZ (1903), Die Königliche Heilanstalt Weinsberg, in: Medicinisches Correspondenz-Blatt des württembergischen ärztlichen Landesvereins, 73, S. 937-948.
DÖRNER, Klaus (1969), Bürger und Irre. Zur Sozialgeschichte und Wissenschaftssoziologie der Psychiatrie, Frankfurt/M.
DREIFUSS-KATTAN, Esther (1986), Praxis der Klinischen Kunsttherapie, Bern -Stuttgart- Toronto.
DUBUFFET, Jean (1978), Kultur und Subversion, Auswahl von Schriften, in: Konkursbuch. Zeitschrift für Vernunftkritik, Bd. 1, Tübingen, S. 187-198.
DUBUFFET, Jean (1949), Art brut statt kultureller Künste. Vorwort zum Katalog der Ausstellung in der Galerie René Drouin, Paris, in: Gerd Presler (1981), L'art brut. Kunst zwischen Genialität und Wahnsinn, Köln, S. 161-166.

EDELSTON, H. (1939), The analysis and treatment of a case of neurotic conduct disorder in a young child illustrating the value and use of drawing in child guidance technique, in: J. ment. Sci., 85, S. 522-547.

EIGEN, Michael (1985), Toward Bion's starting point: between catastrophe and faith, in: Int. J. Psycho-Anal., 66, S. 321-330.

ENGE (1912), Zerstreuungen und Festlichkeiten in Irrenanstalten, in: Z. ges. Neurol. Psychiat., 9, S. 51-61.

ENGLISH, W.-H. (1936), Treatment of behavior disorders in children. A review of the literature, in: Psychiat. Quart., 10, S. 45-71.

ERLENMEYER, Albrecht (1927), Beiträge zur Geschichte der rheinischen Privat-Irren-Anstalten und ihrer Gründer nebst Bemerkungen über die vier ältesten deutschen Privat-Irren-Anstalten außerhalb der Rheinlande, in: Allg. Z. Psychiat., 85, S. 139-198.

FLACH, Jacques (1979), Eine Ablagerung von Schmerzen: Art Brut, in: Kunstforum international, 31, S.41-75.

FLEMING, Joan (1940), Observations on the use of finger painting in the treatment of adult patients with personality disorders, in: Character and Personality, 8, S. 301-310.

FOUCAULT, Michel (1978), Wahnsinn und Gesellschaft. Eine Geschichte des Wahns im Zeitalter der Vernunft, 3. Aufl., Frankfurt/M.

Fox, Richard W. (1978), So far disordered in mind. Insanity in California 1870-1930, Berkeley und Los Angeles.

FREEMAN, Mabel (1936), Drawing as a psychotherapeutic intermedium, in: American Association on Mental Deficiency: Proceedings and adresses of the annual session (= Journal of Psychoasthenics), 41, S. 182-187.

FREUD, Anna (1927), Einführung in die Technik der Kinderanalyse, Leipzig - Wien - Zürich.

FREUD, Sigmund (1900a), Die Traumdeutung, G. W. Bd. 2/3.

FREUD, Sigmund (1908e), Der Dichter und das Phantasieren, G. W., Bd. 7, S. 211-223.

FREUD, Sigmund (1909b), Analyse der Phobie eines fünfjährigen Knaben, G. W., Bd. 7, S. 241-377.

FREUD, Sigmund (1910c), Eine Kindheitserinnerung des Leonardo da Vinci, G. W., Bd. 8, S. 127-211.

FREUD, Sigmund (1911b), Formulierungen über die zwei Prinzipien des psychischen Geschehens, G. W., Bd. 8, S. 229-238.

FREUD, Sigmund (1914b), Der Moses des Michelangelo, G. W., Bd. 10, S. 171-201.

FREUD, Sigmund (1915e), Das Unbewußte, G. W., Bd. 10, S. 263-303.

FREUD, Sigmund (1916-1917), Vorlesungen zur Einführung in die Psychoanalyse, G. W., Bd. 11.

FREUD, Sigmund (1918b), Aus der Geschichte einer infantilen Neurose, G. W., Bd. 12, S. 27-157.

FREUD, Sigmund (1920g), Jenseits des Lustprinzips, G. W., Bd. 13, S. 1-69.

FREUD, Sigmund (1923b), Das Ich und das Es, G. W., Bd. 13, S. 235-289.

FREUD, Sigmund (1923d), Eine Teufelsneurose im siebzehnten Jahrhundert, G. W., Bd. 13, S. 315-353.

FREUD, Sigmund (1930a), Das Unbehagen in der Kultur, G. W., Bd. 14, S. 419-506.

FRIEDMAN, Irwin (1948), Art in the O. T. department of a Veterans Neuropsychiatric Center, in: Amer. J. occup. Ther., 2, S. 110ff.

GARFINKLE, Leonard (1939), Art teaching in Bellevue Psychiatric Hospital, in: Psychologist's League J., 3, S. 37-38.

GITELSON, Maxwell und Mitarbeiter (1938), Clinical experience with play therapy, in: Amer. J. Orthopsychiat., 8, S. 466-478.

GOMBRICH, Ernst H. (1985a), Norm und Form. Die Stilkategorien der Kunstgeschichte und ihr Ursprung in den Idealen der Renaissance, in: ders., Die Kunst der Renaissance. I. Norm und Form, Stuttgart, S. 108-129.

GOMBRICH, Ernst H. (1985b), Die Kunsttheorie der Renaissance und die Entstehung der Landschaftsmalerei, in: ders., Die Kunst der Renaissance. I. Norm und Form, Stuttgart, S. 140-157.

GOODENOUGH, Florence L. (1926), Measurement of intelligence by drawings, New York.

GORSEN, Peter (1980a), Kunstkritik und Psychopathologie. Probleme ihres Zusammenhangs, in: ders., Kunst und Krankheit. Metamorphosen der ästhetischen Einbildungskraft, Frankfurt/M., S. 19-71.

GORSEN, Peter (1980b), Salvador Dali, der "kritische Paranoiker", in: ders., Kunst und Krankheit. Metamorphosen der ästhetischen Einbildungskraft, Frankfurt/M., S. 213-316.

GORSEN, Peter (1980c), Zur kunsthistorischen Rezeption der Psychose, in: ders., Kunst und Krankheit. Metamorphosen der ästhetischen Einbildungskraft, Frankfurt/M., S. 317-342.

GORSEN, Peter (1984), "Kunstpsychotherapie" - Zur Ideologisierung des psychotherapeutischen Prozesses, in: Helmut Hartwig und Karl-Heinz Menzen (Hrsgg.), Kunst-Therapie, Berlin, S. 129-151.

GRIESINGER, Wilhelm (1868/69), Über Irrenanstalten und deren Weiterentwicklung in Deutschland, in: Arch. Psychiat. Nervenkr., Bd. 1, Berlin, S. 8-43.

GRIESINGER, Wilhelm (1871), Die Pathologie und Therapie der psychischen Krankheiten, 3. Aufl., Braunschweig.

GROHMANN, A. (1899), Entwurf zu einer genossenschaftlichen Musteranstalt für Unterbringung und Beschäftigung von Nervenkranken, Stuttgart.

GROSS (1904), Die Frauenkolonie der K. Heilanstalt Schussenried, in: Medicinisches Correspondenz - Blatt des württembergischen ärztlichen Landesvereins, 74, S. 771-773.

GÜNTER, Michael (1987), Die therapeutische Regression als Möglichkeit zur Reifung in der Behandlung psychotischer Jugendlicher, in: Reinhart Lempp (Hrsg.), Reifung und Ablösung, Bern - Stuttgart - Toronto, S. 95-105.

GÜNTER, Michael (1989), Malen im therapeutischen Prozeß mit psychotischen Jugendlichen. Ein Mittel zur Regulierung von Nähe und Distanz, Vortrag auf dem 5. Tübinger Symposion für Kinder- und Jugendpsychiatrie am 25.2.1989.

GÜNTER, Michael und Effi GRIMMER (1983), Zum Verhältnis von "völkischer" und nationalsozialistischer Rezeption der Moderne, unveröffentlichtes Manuskript, o. J.

GÜNTER, Michael und Barbara HEINZMANN (1987), Psychoanalytische Sozialarbeit in der Psychiatrie. Die Behandlung eines psychotischen Jugendlichen, in: Psychosozial, 10, H. 32, S. 48-62.

GÜSE, Hans-Georg und Norbert SCHMACKE (1976), Psychiatrie zwischen bürgerlicher Revolution und Faschismus, 2 Bde., Kronberg.

GUTHEIL, Emil Arthur (1939), The language of the dream, New York.

GUTTMANN, E. und W.S. MACLAY (1937), Clinical observations on schizophrenic drawings, in: Brit. J. med. Psychol., 16, S. 184-205.
HARTLAUB, Gustav F. (1930), Der Genius im Kinde, 2. Aufl., Breslau.
HARTLEY, Ruth E. und Emery D. GONDOR (1956), The use of art in therapy, in: Brower,D. und L.E. Abt (Hrsgg.), Progr. clin. Psychol., Vol. 2, New York, S. 202-211.
HARTWIG, Helmut und Karl-Heinz MENZEN (1984), (Hrsgg.), Kunst-Therapie, Berlin.
HASLAM, John (1889), Erklärungen der Tollheit, welche einen eigenthümlichen Fall von Wahnsinn und einen nicht minder merkwürdigen Unterschied in der ärztlichen Begutachtung vorführen, dt. Übersetzg., Leipzig, engl. Orig.ausg. London 1810.
HAßMAN, O. und H. ZINGERLE (1913), Untersuchung bildlicher Darstellungen und sprachlicher Äußerungen bei Dementia Praecox, in: J. Psychol. Neurol., 20, S. 24-61.
HERTING, Johannes (1924), Die erste rheinische Irrenheilanstalt Siegburg, Berlin und Leipzig.
HERTING, Johannes (1929), Freiheitstherapie, in: Psychiat.-neurol. Wschr., 31, S. 181-182.
HEYER, G.R. (1929), Klinische Analysen von Handzeichnungen Analysierter, in: Allgemeine ärztliche Zeitschrift für Psychotherapie und psychische Hygiene, 2, S. 137-138.
HILL, Adrian (1945), Art versus illness. A story of art therapy, London.
HOSPITAL (1893), L'art chez les aliénés. Curieuse sculpture sur bois, par un pensionnaire de l'asile d'aliénés de Montredon, in: Ann. méd.-psychol., 18, S. 250-255.
HRDLICKA, Ales (1899), Art and literature in the mentally abnormal, in: Amer. J. Insan., 55, S. 385-404.
HUNTOON, Mary (1949), The creative arts as therapy, in: Bull. Menninger Clin., 13, S. 198-203.
JANSSEN, Paul L. (1982), Psychoanalytisch orientierte Mal- und Musiktherapie im Rahmen stationärer Psychotherapie, in: Psyche, 36, S. 541-570.
JENTSCHURA, Günter und Hans Werner JANZ (1979), (Hrsgg.), Beschäftigungstherapie. Grundlagen und Praxis in 2 Bänden, Bd. 2, Allgemeine Psychiatrie, Kinder- und Jugendpsychiatrie, Psychotherapie, Pädagogik, Pädiatrie, 3. Aufl., Stuttgart.
JERVIS, Giovanni (1978), Der Mythos der Antipsychiatrie, in: Jervis, Giovanni und Franco Rella, Der Mythos der Antipsychiatrie, Berlin, S. 7-59.
KARLAN, Samuel C. und Peter N. PATTI (1948), Art productions indicating aggression toward one's mother, in: Psychiat. Quart. Suppl., 22, S.45-51.
KASTNER, Ingrid (1977), Die Geschichte der Versorgung psychisch Kranker im Rheinland unter besonderer Berücksichtigung des Köln - Bonner Raumes im 19. Jahrhundert, Diss. Köln.
KAUFMANN, Emil (1978), Das Tier, der Tod und die Kunst. Zur Gesellschafts-, Vernunft- und Kulturkritik von Jean Dubuffet, in: Konkursbuch. Zeitschrift für Vernunftkritik, Bd. 1, Tübingen, S. 167-186.
KELLNER, A. W. (1929), Zur Geschichte der Privatanstalt Bonn-Endenich, Psychiat.-neurol. Wschr., 31, S. 274-278.
KERSCHBAUMER, L. (1939), Art and mental health, in: Avocations, 4, S. 165- 166.
KERSCHENSTEINER, Georg (1904), Das zeichnende Kind und sein Verhältnis zur Kunst, Sonderdruck aus der Beilage zur "Allgemeinen Zeitung" Nr. 73 vom 29. März 1904, München.

KIELHOFNER, Gary und Janice P. BURKE (1977), Occupational therapy after 60 years: An account of changing identity and knowledge, in: Amer. J. occup. Ther., 31, S. 675-689.
KIERNAN, J. G. (1892), Art in the insane, in: Alienist and Neurologist, 13, S. 244-275, 684-697.
KIND UND KUNST (1977), Zur Geschichte des Zeichen- und Kunstunterrichts, Katalog zur gleichnamigen Wanderausstellung 1976 - 1978, 2. Aufl., Berlin.
KLEIN, Melanie (1932), Die Psychoanalyse des Kindes, München, 2. Aufl., 1979.
KÖHLER, Ernst (1977), Arme und Irre. Die liberale Fürsorgepolitik des Bürgertums, Berlin.
KRAFT, Hartmut (1984), (Hrsg.), Psychoanalyse, Kunst und Kreativität heute. Die Entwicklung der analytischen Kunstpsychologie seit Freud, Köln.
KRAFT, Hartmut (1986), Grenzgänger zwischen Kunst und Psychiatrie, Köln.
KRAMER, Fritz (1977), Verkehrte Welten. Zur imaginären Ethnographie des 19. Jahrhunderts, Frankfurt/M.
KREUSER (1902), Geschichtlicher Überblick über die Entwickelung des Irrenwesens in Württemberg, in: Medicinisches Correspondenz-Blatt des württembergischen ärztlichen Landesvereins, 72, S. 749-757.
KRIS, Ernst (1936), Bemerkungen zur Bildnerei der Geisteskranken, in: Imago, 22, S. 339-370.
KRIS, Ernst (1952), Psychoanalytic explorations in art, New York, teilweise auf deutsch in: Kris, Ernst, Die ästhetische Illusion. Phänomene der Kunst in der Sicht der Psychoanalyse, Frankfurt/M. 1977.
KRIS, Ernst und Otto KURZ (1934), Die Legende vom Künstler. Ein geschichtlicher Versuch, Wien, (erweiterte Neuauflage Frankfurt/M. 1980).
KÜRBITZ, W. (1912), Die Zeichnungen geisteskranker Personen in ihrer psychologischen Bedeutung und differentialdiagnostischen Verwertbarkeit, in: Z. ges. Neurol. Psychiat., 13, S. 153-182.
KUNST UND THERAPIE (1982), Zeitschrift zu Fragen der ästhetischen Erziehung, Heft 2, (Thema: Kunst und Sprache).
KUHNS, Richard (1982), Psychoanalytische Theorie als Kunstphilosophie, in: Henrich, Dieter und W. Iser (Hrsgg.), Theorien der Kunst, Frankfurt/M., S. 179-236.
KUHNS, Richard (1986), Psychoanalytische Theorie der Kunst, Frankfurt/M.
LAEHR, Hans (1907), Die Anstalten für psychisch Kranke in Deutschland, Deutsch - Österreich, der Schweiz und den Baltischen Ländern, 6. Aufl., Berlin.
LAEHR, Hans (1937), Die Anstalten für Geisteskranke, Nervenkranke, Schwachsinnige, Epileptische, Trunksüchtige usw. in Deutschland, Österreich und der Schweiz einschließlich der psychiatrischen und neurologischen wissenschaftlichen Institute, 9. Aufl., Berlin und Leipzig.
LANG, Hermann (1978), Sprache - das Medium analytischer Psychotherapie, in: H. G. Gadamer u. G. Boehm (Hrsgg.), Seminar: Die Hermeneutik und die Wissenschaften, Frankfurt/M., S. 252-271.
LANGE-EICHBAUM, W. (1928), Genie, Irrsinn und Ruhm, München.
LEE, Harry B. (1949), Projective features of contemplative artistic experience, in: Amer. J. Orthopsychiat., 16, S. 101-111.
LEMPP, Reinhart (1973), Psychosen im Kindes- und Jugendalter - eine Realitätsbezugsstörung, Bern - Stuttgart - Wien.

Lempp, Reinhart (1984), (Hrsg.), Psychische Entwicklung und Schizophrenie. Die Schizophrenien als funktionelle Regressionen und Reaktionen, Bern - Stuttgart - Toronto.
Levy, John (1934), The use of art techniques in treatment of children's behavior problems, in: J. Psycho-asthenics, 39, S. 258-260.
Lewis, Nolan D.C. (1928), Graphic art productions in schizophrenia, in: Schizophrenia (Dementia Praecox), Ass. Res. nerv. Dis. Proc. 1925, New York, S. 344-368.
Liss, Edward (1936), Play techniques in child analysis, in: Amer. J. Orthopsychiat., 6, S. 17-22.
Liss, Edward (1938), The graphic arts, in: Amer. J. Orthopsychiat., 8, S. 95-99.
Lombroso, Cesare (1887), Genie und Irrsinn, Leipzig.
Lombroso, Cesare und M. Du Camp (1880), L'arte nei pazzi, in: Archivio di Psichiatria, Antropologia criminale e Scienze penali, 1, S. 424-437.
Lowrey, Lawson G. (1944), Psychiatry for children. A brief history of developments, in: Amer. J. Psychiat., 101, S. 375-388.
Lüdke, W. Martin (1976), (Hrsg.), "Theorie der Avantgarde." Antworten auf Peter Bürgers Bestimmung von Kunst und bürgerlicher Gesellschaft, Frankfurt/M.
Lyle, Jeanetta und Ruth F. Shaw (1937), Encouraging fantasy expression in children, in: Bull. Menninger Clin., 1, S. 78-86.
Macgregor, J. M. (1978), The discovery of the art of the insane, Diss. Princeton.
Mahir, Oskar (1846), Über Irren-Heilanstalten, Pflege und Behandlung der Geisteskranken, nach den Principien der bewährtesten Irrenärzte Belgiens, Englands, Frankreichs und Deutschlands, Stuttgart und Tübingen.
Mannoni, Maud (1978), Ein Ort zum Leben. Die Kinder von Bonneuil, ihre Eltern und das Team der "Betreuer", Frankfurt/M.
Marcinowski, J. (1912), Gezeichnete Träume, in: Zbl. Psychoanal., 2, S. 490-518.
Marcuse, Herbert (1980), Über den affirmativen Charakter der Kultur, in: ders., Kultur und Gesellschaft I, 13. Aufl., Frankfurt/M., S. 56-101.
Marie, A. (1929), L'art et la folie, in: Rev. sci., 67, S. 393-398.
Marquard, Odo (1968), Zur Bedeutung der Theorie des Unbewußten für eine Theorie der nicht mehr schönen Künste, in: Jauß, H. R. (Hrsg.), Poetik und Hermeneutik, Bd. III, S. 375-392 und 651-668.
Marquard, Odo (1973), Über einige Beziehungen zwischen Ästhetik und Therapeutik in der Philosophie des 19. Jahrhunderts, in: ders., Schwierigkeiten mit der Geschichtsphilosophie, Frankfurt/M., S. 85-106.
Mendenhall, Georgiana S. (1940), The influence of the arts on the lives of handicapped children, in: Journal of Exceptional Children, 7, S. 11-18 und S. 33ff.
Mental Health Disciplines, The (1976), Notes on the development of 13 disciplines that play important roles in the treatment of the mentally disabled, in: Hosp. Community Psychiat., 27, S. 495-504.
Messner, Ann G. (1951), Artistic self expression of psychotic patients, in: Amer. J. occup. Ther., 5, S. 235-240.
Meyer, Adolph (1922), The philosophy of occupational therapy, unveränd. Nachdruck in: Amer. J. occup. Ther., 31, 1977, S. 639-642.
Möller, Hans-Jürgen (1971), Geschichte und Gegenwart musiktherapeutischer Konzeptionen, Stuttgart.
Mohr, Fritz (1906), Über Zeichnungen von Geisteskranken und ihre diagnostische Verwertbarkeit, in: J. Psychol. Neurol., 8, S. 99-140.

MOHR, Fritz (1908), Zeichnungen von Geisteskranken, in: Z. angew. Psychol., 2, S. 291-300.
MORENO, Samuel R. (1937), History of psychiatry and mental hospitals in Mexico, in: J. nerv. ment. Dis., 86, S. 513-524.
MORGENSTERN, Sophie (1927), Un cas de mutisme psychogène, in: Rev. franç. Psychanal., 1, S. 492-504.
MORGENSTERN, Sophie (1939), Le symbolisme et la valeur psychanalytique des dessins infantiles, in: Rev. franç. Psychanal., 11, S. 39-48.
MORGENTHALER, Walter (1918), Übergänge zwischen Zeichnen und Schreiben bei Geisteskranken, Schweiz. Arch. Neurol. Psychiat., 3, S. 255-305.
MORGENTHALER, Walter (1919), Über Zeichnungen von Gesichtshalluzinationen, in: Z. ges. Neurol. Psychiat., 45, S. 19-29.
MORGENTHALER, Walter (1921), Ein Geisteskranker als Künstler, in: Arbeiten zur angewandten Psychiatrie, Bd. 1, Bern.
MORSELLI, Enrico (1881), Intagli ideografici di un alienato. Contributo allo studio dell'arte nei pazzi, in: Archivio di Psichiatria, Antropologia criminale e Scienze penali, 2, S. 421-425.
MOSSE, Eric P. (1940), Painting-analysis in the treatment of neuroses, in: Psychoanal. Rev., 27, S. 65-82.
NÄCKE, P. (1913), Einige Bemerkungen bezüglich der Zeichnungen und anderer künstlerischer Äußerungen von Geisteskranken, in: Z. ges. Neurol. Psychiat., 17, S. 453-473.
NAUMBURG, Margret (1966), Dynamically oriented art therapy: its principles and practises, New York.
NAVRATIL, Leo (1965), Schizophrenie und Kunst, München.
NAVRATIL, Leo (1969), Psychose und Kreativität, in: A. Bader (Hrsg.), Geisteskrankheit, bildnerischer Ausdruck und Kunst. Eine Sammlung von Texten zur Psychopathologie des Schöpferischen, Bern - Stuttgart - Wien 1975, S. 92-105.
NAVRATIL, Leo (1979), Individuelle Kunst-Psychotherapie, in: Nervenarzt, 50, S. 709-714.
NAVRATIL, Leo (1983), Die Künstler aus Gugging, Katalog zur gleichnamigen Ausstellung, 2. Aufl., Wien und Berlin.
NEUMANN, Eckhard (1986), Künstlermythen. Eine psycho-historische Studie über Kreativität, Frankfurt/M. - New York.
NORDAU, Max (1892), Entartung, Berlin.
PANDY, K. (1908), Die Irrenfürsorge in Europa. Eine vergleichende Studie, Berlin.
PARRY-JONES, William Ll. (1972), A study of private madhouses in England in the eighteenth and nineteenth centuries, London.
PÉREZ-VALDÉS, Ricardo (1917), Valor semiologico de las manifestaciones graficas en la locura, in: Siglo med. (Madrid), 64, S. 546-549.
PESSIN, Joseph und Irwin FRIEDMAN (1949), The value of art in the treatment of the mentally ill, in: Occup. Ther., 28, S. 1-20.
PFISTER, Oskar (1913), Die Entstehung der künstlerischen Inspiration, in: Imago, 2, S. 481-512.
PINEL, Philippe (1801), Philosophisch-medizinische Abhandlungen über Geistesverwirrungen oder Manie, Wien.

POLEY, Stephanie (1980), "... und nicht mehr lassen mich diese Dinge los." Prinzhorns Buch "Die Bildnerei der Geisteskranken" und seine Wirkung in der modernen Kunst, in: Die Prinzhornsammlung. Bilder, Skulpturen, Texte aus psychiatrischen Anstalten (ca. 1890-1920). Katalog zur Ausstellung des Heidelberger Kunstvereins, Königstein, S. 55-69.

POTTER, Howard P. (1935), Psychotherapy in children, in: Psychiat. Quart., 9, S. 335-348.

PRESLER, Gerd (1981), L'art brut. Kunst zwischen Genialität und Wahnsinn, Köln.

PRIEBE, Evelin (1983), Angst und Abstraktion. Die Funktion der Kunst in der Kunsttheorie Kandinskys, Diss. Tübingen.

PRINZHORN, Hans (1919), Das bildnerische Schaffen der Geisteskranken, in: Z. ges. Neurol. Psychiat., 52, S. 307-326.

PRINZHORN, Hans (1922a), Bildnerei der Geisteskranken. Ein Beitrag zur Psychologie und Psychopathologie der Gestaltung, Berlin und Heidelberg.

PRINZHORN, Hans (1922b), Gibt es schizophrene Gestaltungsmerkmale in der Bildnerei der Geisteskranken?, in: Z. ges. Neurol. Psychiat., 78, S. 512-531.

PRINZHORNSAMMLUNG, Die (1980), Bilder, Skulpturen, Texte aus psychiatrischen Anstalten (ca. 1890-1920). Katalog zur gleichnamigen Ausstellung in Heidelberg, Hamburg, Stuttgart, Basel, Berlin und München, Königstein/T.

RANK, Otto (1907), Der Künstler. Ansätze zu einer Sexualpsychologie, Wien.

RANK, Otto (1926), Die Leistung der neuen Psychologie in ihrer Anwendung auf Dichterpersönlichkeit und Kunstschöpfung, in: Bernd Urban (Hrsg.), Psychoanalyse und Literaturwissenschaft, Tübingen 1973, S. 54-94.

RANK, Otto und Hanns SACHS (1913), Die Bedeutung der Psychoanalyse für die Geisteswissenschaften, in: Grenzfragen des Nerven- und Seelenlebens, 14, Wiesbaden.

REDLICH, Fredrick C. und D. X. FREEDMAN (1976), Theorie und Praxis der Psychiatrie, 2 Bde., Frankfurt/M.

REIL, Johann Christoph (1803), Rhapsodien über die Anwendung der psychischen Curmethode auf Geisteszerrüttungen, Halle.

REIL, Johann Christoph (1811), Beiträge zur Organisation der Versorgungsanstalten für unheilbar Irrende, Halle.

RÉJA, Marcel (1908), L'art chez les fous, 2. Aufl., Paris.

RICOEUR, Paul (1974), Die Interpretation. Ein Versuch über Freud, Frankfurt/M.

ROGUES DE FURSAC, J. (1905), Les écrits et les dessins dans les maladies nerveuses et mentales, Paris.

ROHRSCHACH, Hermann (1913), Analytische Bemerkungen über die Gemälde eines Schizophrenen, in: Zbl. Psychoanal. Psychother., 3, S. 270-272.

ROHRSCHACH, Hermann (1914), Analyse einer schizophrenen Zeichnung, in: Zbl. Psychoanal. Psychother., 4, S. 53-58.

ROTHMAN, David J. (1971), The discovery of the asylum. Social order and disorder in the New Republic, Boston.

ROTHMAN, David J. (1980), Conscience and convenience. The asylum and its alternatives in progressive America, Boston und Toronto.

RUMBAUT, Ruben D. (1975), The hospital of Zaragoza, in: Bull. Menninger Clin., 39(3), S. 268-273.

SACHS, Hanns (1926), Psychoanalyse und Dichtung, in: Bernd Urban (Hrsg.), Psychoanalyse und Literaturwissenschaft, Tübingen 1973, S. 94-103.

SANDISON, R. A. (1949), Art in mental hospitals, in: Hospital, 45, S. 17-20.

SAPAS, Elsa (1917), Zeichnerische Reproduktionen einfacher Figuren durch Geisteskranke, in: Schweiz. Arch. Neurol. Psychiat., 4, S. 140-152.
SCABIA, Giuliano (1979), Das große Theater des Marco Cavallo. Phantasiearbeit in der Psychiatrischen Klinik Triest, Frankfurt/M.
SCHAPIRO, Meyer (1956), Leonardo and Freud: An art-historical study, in: Journal of the History of Ideas, 17, S. 147-178.
SCHILDER, Paul (1918), Wahn und Erkenntnis. Eine psychopathologische Studie, Berlin.
SCHILLER, Friedrich (1793/94), Über die ästhetische Erziehung des Menschen in einer Reihe von Briefen, Sämtliche Werke, Säkularausgabe, Bd. XII, Stuttgart und Berlin 1905.
SCHNEIDER, Carl (1939), Entartete Kunst und Irrenkunst, in: Arch. Psychiat. Nervenkr., 110, S. 135-164.
SCHNEIDER, Peter J. (1824), Entwurf zu einer Heilmittellehre gegen psychische Krankheiten oder Heilmittel in Beziehung auf psychische Krankheitsformen, Tübingen.
SCHRENK, Martin (1973), Über den Umgang mit Geisteskranken. Die Entwicklung der psychiatrischen Therapie vom "moralischen Regime" in England und Frankreich zu den "psychischen Curmethoden" in Deutschland, Berlin - Heidelberg - New York.
SCHUBE, Purcell G. und Joseph. G. COWELL (1939), Art of psychotic persons. A restraint-activity index and its relation to diagnosis, in: Arch. Neurol. Psychiat., 41, S. 711-720.
SCHULTE (1929), Über Beschäftigungstherapie, Frühentlassungen, Außenfürsorge und ähnliche allgemeine therapeutische Maßnahmen in alter Zeit, in: Psychiat.-neurol. Wschr., 31, S. 171-175.
SCULL, Andrew T. (1974), Museums of madness. The social organization of insanity in nineteenth-century England, Diss. Princeton.
SEARLE, W. Frederick (1943), Art classes with mental patients, in: Ment. Hyg. (N.Y.), 27, S. 63-69.
SIMON, Max (1876), L'imagination dans la folie. Étude sur les dessins, plans, descriptions et costumes des aliénés, in: Ann. méd-psychol., 16, S. 358-390.
SIMON, Max (1888), Les écrits et les dessins des aliénés, in: Arch. anthrop. crim., 3, S. 318-355.
SLAGLE, Eleanor C. (1934), Occupational therapy. Recent methods and advances in the United States, in: Occup. Ther., 13, S. 292-293.
SPECTOR, Jack J. (1973), Freud und die Ästhetik. Psychoanalyse, Literatur und Kunst, München.
SPRING, William J. (1935), Words and masses: A pictural contribution to the psychology of stammering, in: Psychoanal. Quart., 4, S. 244-258.
STEIN, Angelika und Herbert STEIN (1984), Kreativität. Psychoanalytische und philosophische Aspekte, München.
STRANG, Ruth (1940), Technics and instruments of Mental Hygiene diagnosis and therapy, in: Review of Educational Research, 10, S. 450-459 und 494ff.
STRUWE, Marcel (1973), "Nationalsozialistischer Bildersturm." Funktion eines Begriffs, in: Warnke, Martin (Hrsg.), Bildersturm, München, S. 121-140.
TARDIEU, Auguste A. (1872), Etude médico-légale sur la folie, Paris.
TAYLOR, Prentiss (1950), Art as psychotherapy, in: Amer. J. Psychiat., 106/2, S. 599-605.
TRAUBE, Trude (1937), La valeur diagnostique des dessins des enfants difficiles, in: Arch. Psychol., 26, S. 285-309.

Tuke, Samuel (1813), Description of the Retreat, an institution near York for insane persons of the Society of Friends, York.
Vinchon, Jean (1924a), L'art et la folie, Paris.
Vinchon, Jean (1924b), L'art et la folie, in: Aesculape, 14, S. 44-47 und S. 64-67.
Vinchon, Jean (1926), Essai d'analyse des tendences à l'art chez les fous, in: L'Amour de l'Art, 7, S. 246-248.
Vogel, Ruth, C. Hanke, H. Miller und I. Smith (1950), Finger painting techniques at Ypsilanti State Hospital, in: Amer. J. occup. Ther., 4, S. 100-101.
Volkan, Vamik D. (1978), Psychoanalyse der frühen Objektbeziehungen. Zur psychoanalytischen Behandlung psychotischer und narzißtischer Störungen, Stuttgart.
Volmat, Robert (1956), L'art psychopathologique, Paris.
Werckmeister, Otto K. (1981), Klees "kindliche Kunst", in: ders., Versuche über Paul Klee, Frankfurt/M., S. 124-178.
Wickes, Frances G. (1938), The inner world of man, New York.
Winnicott, Donald W. (1973), Die therapeutische Arbeit mit Kindern, München.
Winnicott, Donald W. (1979), Vom Spiel zur Kreativität, 2. Aufl., Stuttgart.
Woltmann, Adolf G. (1940), The use of puppets in understanding children, in: Ment. Hyg. (N.Y.), 24, S. 445-458.
Wundt, Wilhelm (1918), Die Zeichnungen des Kindes und die zeichnende Kunst der Naturvölker, in: Festschrift für J. Volkelt, S. 1-24.
Yahn, Mario (1951a), Exposiçao de arte psicopatológica no I Congresso Internacional de Psiquiatria de Paris, in: Arquivos do Departamento de Assistencia a psicopatas de estado de Sao Paolo, 16, S. 23-32.
Yahn, Mario (1951b), Réflexions sur l'art psychopathologique, in: Jornal Brasileiro de Psiquiatria, 1, S. 460-466.
Zsakó, Stefan und Johann Jó (1931), Das Museum der Budapest-Angyalfölder Irren- und Nervenheilanstalt, in: Psychiat.-neurol. Wschr., 33, S. 587-590 und 597-600.
Zwischen Kunst Und Psychiatrie (1983), Siegfried Neuenhausens Bildhauerprojekte mit Patienten in Wunstorf und Ochsenzoll. Katalog zur Ausstellung im Kunstverein Hannover 1983, Hannover.